NEUE REZEPTE FÜR FERMENTIERTE LEBENSMITTEL

100 REZEPTE FÜR EINEN GESUNDEN DARM

DARIUS HORN

Alle Rechte vorbehalten.

Haftungsausschluss

Die in diesem eBook enthaltenen Informationen sollen als umfassende Sammlung von Strategien dienen, die der Autor dieses eBooks erforscht hat. Zusammenfassungen, Strategien, Tipps und Tricks sind nur Empfehlungen des Autors, und das Lesen dieses eBooks garantiert nicht, dass die eigenen Ergebnisse genau die Ergebnisse des Autors widerspiegeln. Der Autor des eBooks hat alle zumutbaren Anstrengungen unternommen, um aktuelle und genaue Informationen für die Leser des eBooks bereitzustellen. Der Autor und seine Mitarbeiter haften nicht für unbeabsichtigte Fehler oder Auslassungen, die möglicherweise gefunden werden. Das Material im eBook kann Informationen von Dritten enthalten. Materialien von Drittanbietern enthalten Meinungen, die von ihren Eigentümern geäußert werden. Daher übernimmt der Autor des eBooks keine Verantwortung oder Haftung für Materialien oder Meinungen Dritter.

Das eBook ist urheberrechtlich geschützt © mit allen Rechten vorbehalten. Es ist illegal, dieses eBook ganz oder teilweise weiterzuverbreiten, zu kopieren oder davon abgeleitete Werke zu erstellen. Kein Teil dieses Berichts darf ohne die ausdrückliche und unterzeichnete schriftliche Genehmigung des Autors in irgendeiner Form vervielfältigt oder weiterverbreitet werden.

INHALTSVERZEICHNIS

INHALTSVERZEICHNIS..4
EINLEITUNG...8
    Was ist Gärung?...9
    Ist Gärung sicher?..11
    Beste fermentierte Lebensmittel....................................13
FERMENTIERTE SAUCEN..16
    1. Scharfe Sauce nach Louisiana-Art.............................17
    2. Chimichurri grün...20
    3. Ají-Amarillo-Sauce..23
    4. Knoblauchartige grüne Chilisauce.............................27
    5. Chipotle-scharfe Sosse..30
    6. Ají picante..33
FERMENTIERTE MILCHPRODUKTE..................................40
    8. Traditioneller veganer Joghurt..................................41
    9. Kultivierte Kokoscreme...44
    10. Hausgemachter fermentierter Joghurt..................47
    11. Milchfreie Sahne..50
    12. Glutenfreies, milchfreies Rejuvelac........................53
    13. Joghurt-Käse...56
    14. Mandelbauernkäse..59
    15. Walnuss-Thymian-Käse...63
    16. Bracotta-Käse..66
    17. Macadamia-Frischkäse..69
    18. Alter geräucherter Käse..72
    19. Alter Miso-Käse...76
    20. Gereifter Savorella-Käse...79

SAUERKRAUT & GURKEN..82

21. Einfaches Sauerkraut..83
22. Gewürztes Sauerkraut..87
23. Fünf-Minuten-Brokkoli-Sauerkraut.........................91
24. Ananas Sauerkraut...95
25. Lila Sauerkraut...99
26. Würzige fermentierte Essiggurken mit Dill............103
27. Salsa aus El Salvador...107
28. Sternanis Karotten..111
29. Kultivierte Zwiebeln..114
30. Red-Hot-Hot-Sauce..117
31. Fermentierter gehackter Salat..............................120
32. Dill Gurken Pickle Bites...123
33. Zucchini-Gurken...126
34. Taco Pickles...129
35. Weisses Kimchi..132

OBSTKULTUREN & ESSIG..136

36. Kultiviertes, würziges Pfirsich-Chutney.................137
37. Süsse Vanille-Pfirsiche...140
38. Holzapfel-Essig..142
39. Apfelessig..145
40. Ananas-Essig...149

KULTURGETRÄNKE...152

41. Veganer Kefir...153
42. Schwarzer Tee Kombucha...................................156
43. Afrikanischer roter Tee Kombucha.......................161
44. Kultivierte Bloody Mary..166

FERMENTIERTE DESSERTS..169

45. Tzatziki..170
46. Cremiger französischer Zwiebeldip......................173
47. Grüner Salat mit Pfirsichen & Chèvre..................176

48. Kokos-Frischkäse...179
49. Birnen-Crêpes mit Macadamia-Käse.......................182
50. Lebkuchenplätzchen-Eiscreme-Sandwiches............186
51. Kultiviertes Vanilleeis...190
52. Kürbiskuchen-Eis..193
53. Schwarzkirsch-Eis...196
54. Orangen-Creamsicle-Cheesecake..........................199
55. Granatapfel-Käsekuchen......................................202
56. Brombeer-Käsekuchen...206

FERMENTIERTES GEMÜSE..210

57. Dillgurken..211
58. Sauerkraut...215
59. Brot-und-Butter-Gurken.......................................218
60. Dillgurken..221
61. Süsse Gurkengurken...224
62. 14 Tage süsse Gurken...228
63. Schnelle süsse Gurken..231
64. Eingelegter Spargel..235
65. Eingelegte dillierte Bohnen..................................238
66. Eingelegter Drei-Bohnen-Salat.............................241
67. Eingelegte Rüben...245
68. Eingelegte Karotten...249
69. Eingelegter Blumenkohl/Brüssel..........................252
70. Chayote und Jicama-Krautsalat............................255
71. In Brot und Butter eingelegtes Jicama..................258
72. Marinierte ganze Pilze...261
73. Eingelegte Dill-Okra...264
74. Eingelegte Perlzwiebeln.......................................267
75. Marinierte Paprika...270
76. Eingelegte Paprika...274
77. Eingelegte Peperoni...277
78. Eingelegte Jalapeño-Pfefferringe.........................281
79. Eingelegte gelbe Paprikaringe.............................285

80. Eingelegte süsse grüne Tomaten...........................288
81. Eingelegtes Mischgemüse.......................................291
82. Eingelegte Brot-und-Butter-Zucchini....................295
83. Chayote- und Birnenrelish......................................298
84. Piccalilli..302
85. Gurkengenuss..305
86. Eingelegter Mais-Relish..308
87. Eingelegtes grünes Tomatenrelish........................311
88. Eingelegte Meerrettichsauce.................................314
89. Eingelegtes Paprika-Zwiebel-Relish.....................317
90. Würziges Jicama-Geschmack...................................320
91. Scharfes Tomatillo-Relish......................................324
92. Eingelegte Rüben ohne Zuckerzusatz....................327
93. Süsse Gurke..331
94. Sgesalzene Dillgurken..335
95. Geschnittene süsse Gurken....................................338
96. Zitronen-Dill-Kraut..341
97. Chinesisches Kimchi...343
98. Fermentierte Karottensticks................................346
99. Karotten mit einem indischen Twist.....................349
100. Radieschen-Bomben...352

FAZIT...356

EINLEITUNG

Was ist Gärung?

Die Fermentation ist eine wunderbare Methode, um Lebensmittel auf natürliche Weise zu konservieren, und großartig, wenn Sie ein Übermaß an selbst angebauten Produkten haben und nicht wissen, was Sie damit anfangen sollen!

Eine magische mikrobielle Transformation findet statt, wenn Gemüse auf natürliche Weise fermentiert wird, der Vitamin C-Gehalt deutlich in die Höhe schießt, nützliche Bakterien produziert werden, Darmheilungsverbindungen gebildet werden und das Immunsystem einen enormen Schub erhält!

So erhalten Sie im Wesentlichen Superfoods, die ernährungsphysiologisch überlegen, vorverdaut, mit Vitaminen angereichert und absolut vollgepackt sind mit darmheilenden Probiotika!!

Fermentation ist, wenn Mikroorganismen wie Bakterien und Hefen eine Substanz zersetzen und in Säuren oder Alkohol umwandeln. Während des Abbaus wird

Kohlendioxid freigesetzt, was zu diesem verräterischen Schäumen und Blubbern führt, das ein sicheres Zeichen dafür ist, dass die Gärung auf dem richtigen Weg ist.

Ist Gärung sicher?

Die Fermentation mag wie eine ziemlich entmutigende Aufgabe erscheinen, aber trotz allgemeiner Ängste und Befürchtungen ist die Fermentation äußerst sicher. Solange Sie alle Methoden und Tipps in diesem Buch befolgen, werden Sie wahrscheinlich nicht auf irgendetwas Beängstigendes oder Abstoßendes stoßen.

Die Milchsäurebakterien, die den Fermentationsprozess durchführen, sind anaerob, brauchen also keinen Sauerstoff zum Überleben. Da es Kohlenhydrate in Säure umwandelt, tötet es tatsächlich auch alle vorhandenen schädlichen Bakterien ab. Dazu gehört Schimmel, der aerob ist und ohne Sauerstoff nicht wachsen kann.

Das Salz, das Sie bei der Fermentation verwenden, ist auch der Schlüssel, damit die guten Bakterien gedeihen und die schlechten Bakterien in Schach gehalten werden. Salz spielt eine Rolle bei der Konservierung von Nährstoffen und hält die Chilis während der Fermentation knackig und frisch.

Weißt du, was das alles bedeutet? Die Milchsäuregärung ist eigentlich eine der sichersten Methoden, Lebensmittel zuzubereiten und haltbar zu machen.

Letztendlich sind der gesunde Menschenverstand und Ihre fünf Sinne die besten Werkzeuge, die Sie verwenden können, und werden Sie auf Ihrer Fermentationsreise weit bringen. Wenn etwas schlecht aussieht, riecht oder schmeckt, iss es einfach nicht.

Alles in allem wirken die Schritte zur Herstellung von fermentierter scharfer Soße der Produktion von schlechten Bakterien entgegen und schaffen ideale Bedingungen, damit Probiotika gedeihen und ein gesundes, köstliches Ferment zum Tragen kommen kann.

Beste fermentierte Lebensmittel

A. Käse: Käse ist eines der am häufigsten fermentierten Milchprodukte. Viele Käsesorten werden fermentiert, darunter Cheddar und Parmesan. Frischkäse wie Hüttenkäse und Mozzarella sind es nicht.

B. Schokolade: Der Herstellungsprozess der meisten Schokolade beginnt mit der Fermentation der Kakaobohnen. Die Fermentation zersetzt die Kohlenhydrate in den Bohnen und entwickelt den reichen Schokoladengeschmack, den Sie kennen und lieben.

C. Sauerteigbrot: Sauerteig beginnt mit der Verwendung eines „Starters", der einfach eine Mischung aus fermentiertem Mehl und Wasser ist. Wenn dieser Starter in den Brotteig eingearbeitet wird, helfen die natürlichen Hefen dem Brot beim Aufgehen und verleihen auch den würzigen Geschmack, für den Sauerteigbrot berühmt ist.

D. Buttermilch: Traditionell wird Buttermilch durch Fermentieren der Flüssigkeit hergestellt, die beim Buttern zurückbleibt. Heutzutage wird Buttermilch häufiger hergestellt, indem Milchsäurebakterien zu normaler Milch hinzugefügt werden, um den Fermentationsprozess zu fördern.

E. Sojasauce: Dieses salzige Gewürz wird traditionell (und immer noch häufig) aus einer fermentierten Sojabohnenpaste hergestellt. Sojasauce gibt es in der einen oder anderen Form seit fast 2.000 Jahren.

F. Essig: Dieses würzige, saure Gewürz ist – Sie haben es erraten – fermentiert! Aber was wird zu Essig fermentiert? Alles, von Rosinen und Granatäpfeln bis hin zu Kokosnusswasser und Gerste, kann zu Essig fermentiert werden.

G. Bier und Wein: Diese gängigen alkoholischen Getränke werden durch

Fermentation hergestellt. Bier ist das Ergebnis der Vergärung der Stärke im Getreide, während Wein durch die Vergärung des Zuckers im Traubensaft hergestellt wird.

Fermentierte Saucen

1. Scharfe Sauce nach Louisiana-Art

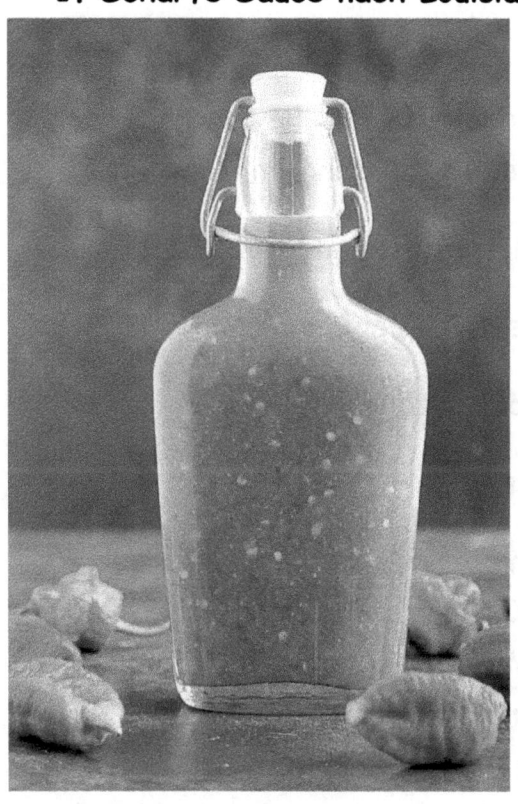

MACHT 16 UNZEN

Zutaten:

- 1 Pfund (ca. 10) frische Cayenne- oder Tabasco-Paprikaschoten, entstielt
- 2 Teelöffel nicht jodiertes Salz
- ½ Tasse Weißweinessig oder weißer Essig
- 2 Knoblauchzehen

Richtungen:

a) Kombinieren Sie in einem Mixer oder einer Küchenmaschine die Chilis und das Salz. Mischen, bis sich ein Brei bildet und sich eine Lake aus den Chilis löst.
b) Packen Sie den Brei in ein sauberes Glas und drücken Sie ihn nach unten, bis die natürliche Sole die Chilis bedeckt und mindestens 1 Zoll Luftraum lässt.
c) Setzen Sie eine Kartusche, falls verwendet, auf, schrauben Sie den Deckel fest und lagern Sie das Glas bei Raumtemperatur, geschützt vor direkter Sonneneinstrahlung, um es 2 Wochen lang

zu gären. Rülpsen Sie das Glas täglich auf.

d) Sobald die Fermentation abgeschlossen ist, mischen Sie die Maische (inklusive natürlicher Sole), Essig und Knoblauch in einer Küchenmaschine oder einem Mixer. Mixen, bis die Sauce so glatt wie möglich ist.

e) Bewahre die scharfe Sauce bis zu 1 Jahr in einem luftdichten Behälter im Kühlschrank auf.

2. Chimichurri grün

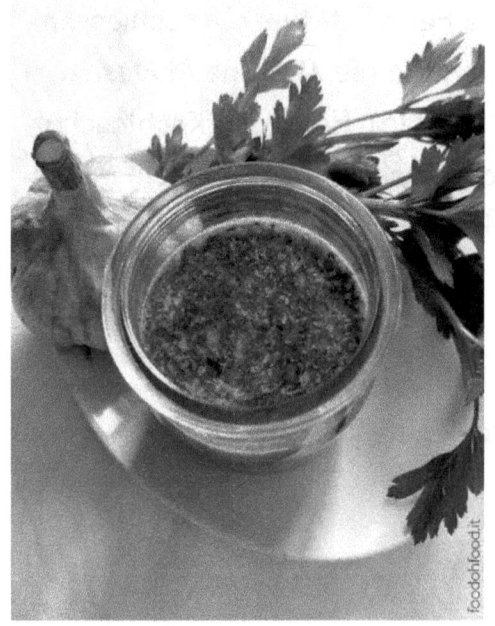

MACHT 8 UNZEN

Zutaten:

- 2 Tassen frisch gehackte Petersilie
- 1 Tasse frisch gehackter Koriander
- 2 Frühlingszwiebeln, sowohl weiße als auch grüne Teile, gehackt
- 4 Knoblauchzehen, gehackt
- 1 frische rote Chili (z. B. Cayennepfeffer oder Tabasco), entstielt und gehackt
- $1\frac{1}{2}$ Teelöffel nicht jodiertes Salz
- $\frac{1}{4}$ Tasse Rotweinessig
- $\frac{1}{4}$ Tasse Olivenöl zum Servieren

Richtungen:

a) In einer Rührschüssel Petersilie, Koriander, Frühlingszwiebeln, Knoblauch und rote Chili mischen. Mit dem Salz bestreuen. Mit den Händen das Salz in das Gemüse einmassieren. 10 Minuten ruhen lassen, damit sich eine Sole bilden kann.

a) Nachdem die natürliche Sole freigesetzt wurde, füllen Sie die Mischung und die Sole in ein sauberes Glas. Drücken Sie die Mischung nach unten, bis die Salzlake das Gemüse bedeckt.
b) Setzen Sie eine Kartusche, falls verwendet, auf, schrauben Sie den Deckel fest und lagern Sie das Glas bei Raumtemperatur, geschützt vor direkter Sonneneinstrahlung, um es 5 Tage lang zu gären. Rülpsen Sie das Glas täglich auf.
c) Sobald die Fermentation abgeschlossen ist, mischen Sie das Ferment und den Rotweinessig in einem Mixer oder einer Küchenmaschine. Mischen, bis alles gut vermischt ist.
d) Bewahren Sie die Chimichurri bis zu 3 Monate im Kühlschrank auf. Wenn Sie servierfertig sind, fügen Sie 1 Esslöffel Olivenöl pro $\frac{1}{4}$ Tasse Chimichurri hinzu.

3. Ají-Amarillo-Sauce

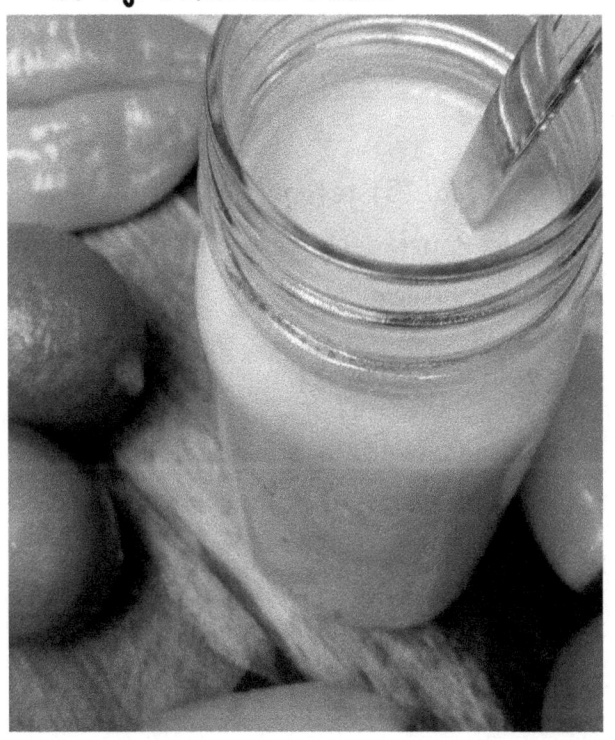

MACHT 16 UNZEN

Zutaten:

Für die Paste

- 4 Unzen (ca. 15) getrocknete Ají-Amarillo-Paprikaschoten, entstielt und in Stücke gerissen
- 6 Knoblauchzehen
- 3 Frühlingszwiebeln, sowohl weiße als auch grüne Teile, in Scheiben geschnitten
- 2½ Tassen nicht gechlortes Wasser
- 2 Esslöffel nicht jodiertes Salz
- 5 Esslöffel Limettensaft
- 2 Esslöffel reservierte Sole

für die Soße

- 2 Tassen Ají-Amarillo-Paste
- 1 Tasse Kondensmilch
- 1 Tasse Queso-Fresko oder Feta-Käse

- ¼ Tasse zerkleinerte Cracker oder Semmelbrösel

Richtungen:

a) So bereiten Sie die Paste zu: Mischen Sie in einem sauberen Glas Chili, Knoblauch und Frühlingszwiebeln.
b) Stelle in einem separaten Gefäß eine Salzlake her, indem du Wasser und Salz kombinierst.
c) Legen Sie ein Gewicht auf, falls verwendet, und gießen Sie dann die Sole in das Glas, wobei Sie mindestens 2,5 cm Luft frei lassen. Schrauben Sie den Deckel fest zu und lagern Sie das Glas bei Raumtemperatur ohne direkte Sonneneinstrahlung zum Gären für 10 Tage. Rülpsen Sie das Glas täglich auf.
d) Sobald die Fermentation abgeschlossen ist, das Ferment abseihen und 2 Esslöffel der Sole aufbewahren.
e) Mischen Sie in einem Mixer oder einer Küchenmaschine das Ferment, den

Limettensaft und die reservierte Salzlake. Mischen, bis es glatt ist.
f) Bewahren Sie die Paste bis zu 6 Monate im Kühlschrank auf.
g) So machen Sie die Sauce: Mischen Sie in einem Mixer oder einer Küchenmaschine die Ají-Amarillo-Paste, die Kondensmilch, den Käse und die Cracker oder Semmelbrösel.
h) Mischen, bis es glatt ist.

4. Knoblauchartige grüne Chilisauce

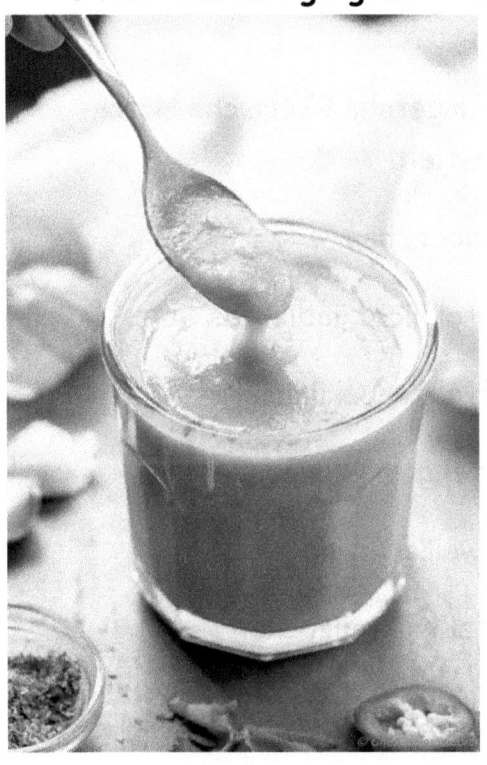

MACHT 16 UNZEN

Zutaten:

- 1 Pfund (ungefähr 6) frische Hatch-Chilis, gestielt
- 8 Knoblauchzehen
- 2 Teelöffel nicht jodiertes Salz
- 2 Teelöffel Kreuzkümmel
- 1 Teelöffel gemahlener Oregano
- ¼ Tasse weißer Essig
- 1 Esslöffel Kristallzucker

Richtungen:

a) Kombinieren Sie in einem Mixer oder einer Küchenmaschine Chilis, Knoblauch, Salz, Kreuzkümmel und Oregano. Mixen, bis es grob zerkleinert ist und eine natürliche Sole freigesetzt wurde. Gießen Sie die Mischung in ein sauberes Glas.

b) Setzen Sie eine Kartusche, falls verwendet, auf, schrauben Sie den Deckel fest und lagern Sie das Glas bei Raumtemperatur, geschützt vor direkter Sonneneinstrahlung, um es 5 Tage lang zu gären. Rülpsen Sie das Glas täglich auf.

c) Sobald die Fermentation abgeschlossen ist, kombinieren Sie das Ferment, den Essig und den Zucker in einer Küchenmaschine oder einem Mixer. Mischen, bis es glatt ist.

d) Bewahren Sie die Sauce bis zu 1 Jahr im Kühlschrank auf.

5. Chipotle-scharfe Soße

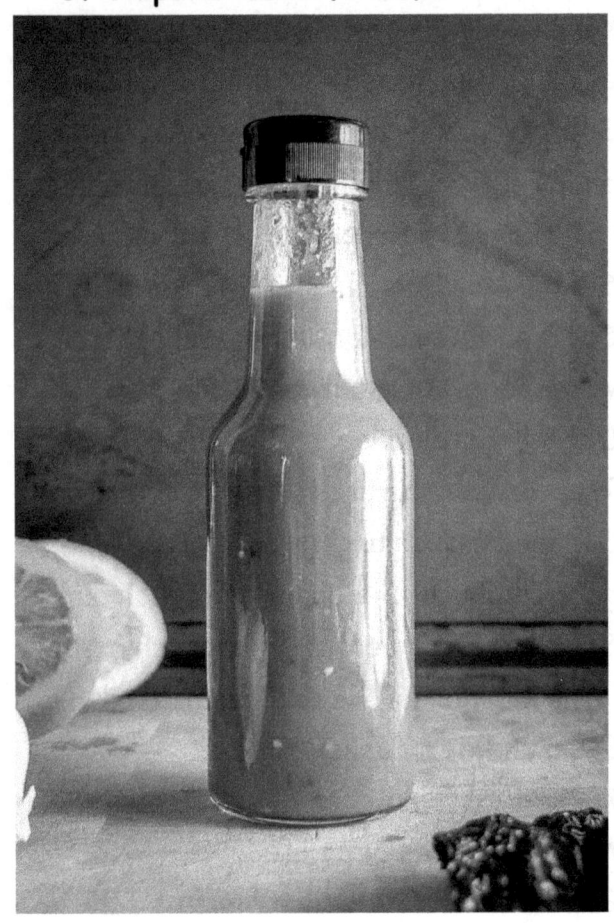

MACHT 16 UNZEN

Zutaten:

- 2 Unzen (ca. 15) getrocknete Chipotle-Paprikaschoten mit Stiel
- 6 Knoblauchzehen
- $\frac{1}{2}$ weiße oder gelbe Zwiebel, halbiert
- 2 Tassen nicht gechlortes Wasser
- 1 Esslöffel plus 1 Teelöffel nicht jodiertes Salz
- $\frac{1}{2}$ Tasse Orangensaft
- $\frac{1}{2}$ Tasse Apfelessig
- $\frac{1}{4}$ Tasse reservierte Sole
- 2 Esslöffel Tomatenmark
- 1 Esslöffel Kristallzucker
- 1 Teelöffel Kreuzkümmel

Richtungen:

a) Kombinieren Sie in einem sauberen Glas die Chilis, den Knoblauch und die Zwiebel.

b) Stelle in einem separaten Gefäß eine Salzlake her, indem du Wasser und Salz kombinierst.

c) Legen Sie ein Gewicht auf, falls verwendet, und gießen Sie dann die Sole in das Glas, wobei Sie mindestens 2,5 cm Luft frei lassen. Schrauben Sie den Deckel fest zu und lagern Sie das Glas bei Raumtemperatur, geschützt vor direkter Sonneneinstrahlung, für 1 Woche zum Gären. Rülpsen Sie das Glas täglich auf.

d) Sobald die Fermentation abgeschlossen ist, das Ferment abseihen und $\frac{1}{4}$ Tasse der Sole zurückbehalten.

e) Mischen Sie in einem Mixer oder einer Küchenmaschine Ferment, Orangensaft, Essig, reservierte Salzlake, Tomatenmark, Zucker und Kreuzkümmel. Mischen, bis es glatt ist.

f) Bewahren Sie die Sauce bis zu 1 Jahr im Kühlschrank auf.

6. Ají picante

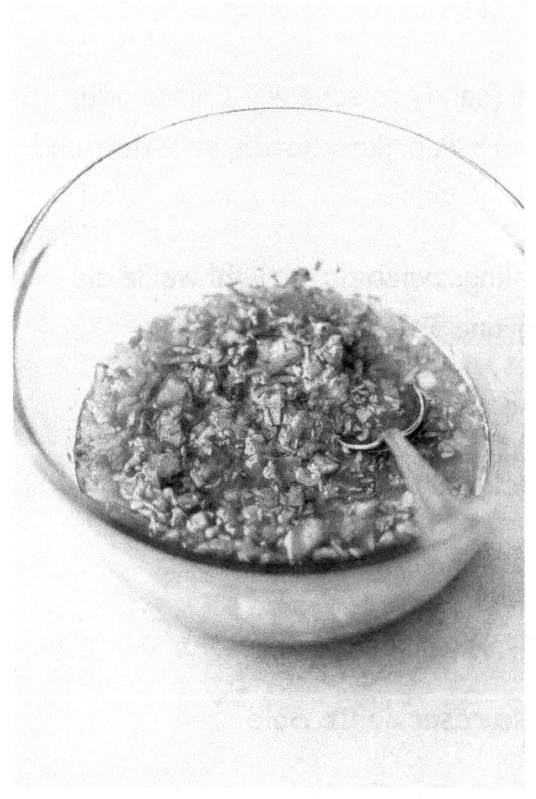

MACHT 16 UNZEN

Zutaten:

- 1 Unze (ca. 4) frische Ají Chirca oder Habanero-Paprikaschoten, entstielt und gehackt
- 6 Frühlingszwiebeln, sowohl weiße als auch grüne Teile, gehackt
- 1 Tasse frisch gehackter Koriander
- 2 mittelgroße Tomaten, gehackt
- 1 Esslöffel nicht jodiertes Salz
- 1 Tasse Wasser
- ¼ Tasse reservierte Sole
- ¼ Tasse weißer Essig
- 2 Esslöffel Limettensaft
- 2 Teelöffel Kristallzucker
- ¼ Tasse Avocado- oder Sonnenblumenöl zum Servieren

Richtungen:

a) In einer Rührschüssel die Chilis, Frühlingszwiebeln, Koriander und Tomaten mischen. Das Gemüse mit dem Salz bestreuen.

b) Mit den Händen das Salz in das Gemüse einmassieren, bis sich eine Sole zu bilden beginnt. Lassen Sie das Gemüse 30 Minuten ruhen oder bis sich genug Salzlake gebildet hat, um die Zutaten in einem Glas zu bedecken.

c) Packen Sie die Maische in ein sauberes Glas und drücken Sie es nach unten, um sicherzustellen, dass die Salzlake die Maische bedeckt.

d) Stellen Sie eine Kartusche auf, schrauben Sie den Deckel fest und lagern Sie das Glas bei Raumtemperatur, um es 5 Tage lang zu gären. Rülpsen Sie das Glas täglich auf.

e) Sobald die Gärung abgeschlossen ist, die Maische abseihen und dabei $\frac{1}{4}$ Tasse der Sole zurückbehalten.

f) Kombinieren Sie den Brei, das Wasser, die reservierte Salzlösung, den Essig, den

Limettensaft und den Zucker in einer Küchenmaschine oder einem Mixer. Leicht pulsieren, bis alles gut vermischt, aber nicht vollständig püriert ist. Für eine etwas stückigere Version kannst du den Schritt des Pulsierens überspringen und die Zutaten einfach von Hand mischen.

g) Bewahren Sie den Ají picante bis zu 1 Jahr in einem luftdichten Behälter im Kühlschrank auf.

h) Mischen Sie kurz vor dem Servieren 1 Esslöffel Öl pro 1 Tasse Sauce ein.

7. hAwaiianisches Chiliwasser

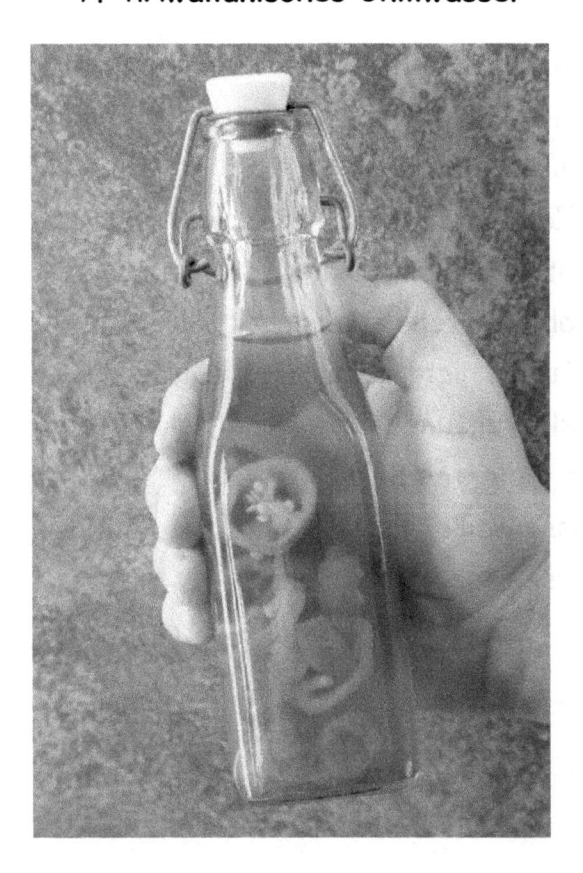

MACHT 12 UNZEN

- 1½ Unzen (ca. 6) frische Hawaii-Paprika oder Habanero-Paprikaschoten, entstielt und in Streifen geschnitten
- 1 (1-Zoll) Stück frischer Ingwer, in Scheiben geschnitten
- 2 Knoblauchzehen, zerdrückt
- 2½ Tassen nicht gechlortes Wasser
- 2 Esslöffel Alaea-Salz (traditionell) oder nicht jodiertes Salz
- ½ Tasse weißer Essig
- ½ Tasse reservierte Sole

Richtungen:

a) Kombinieren Sie in einem sauberen Glas Chili, Ingwer und Knoblauch.
b) Stelle in einem separaten Gefäß eine Salzlake her, indem du Wasser und Salz kombinierst.
c) Legen Sie ein Gewicht auf, falls verwendet, und gießen Sie dann die Sole in das Glas, wobei Sie mindestens 2,5 cm Luft frei lassen. Schrauben Sie den Deckel fest zu und lagern Sie das Glas bei Raumtemperatur, geschützt vor direkter Sonneneinstrahlung, für 1 Woche zum Gären. Rülpsen Sie das Glas täglich auf.
d) Sobald die Fermentation abgeschlossen ist, das Ferment abseihen und $\frac{1}{2}$ Tasse der Sole zurückbehalten.
e) Geben Sie das Ferment, den Essig und die zurückbehaltene Sole in eine Küchenmaschine oder einen Mixer. Pulsieren, bis die Zutaten fein gehackt sind.
f) Bewahren Sie das Chiliwasser bis zu 1 Jahr im Kühlschrank auf.

FERMENTIERTE MILCHPRODUKTE

8. Traditioneller veganer Joghurt

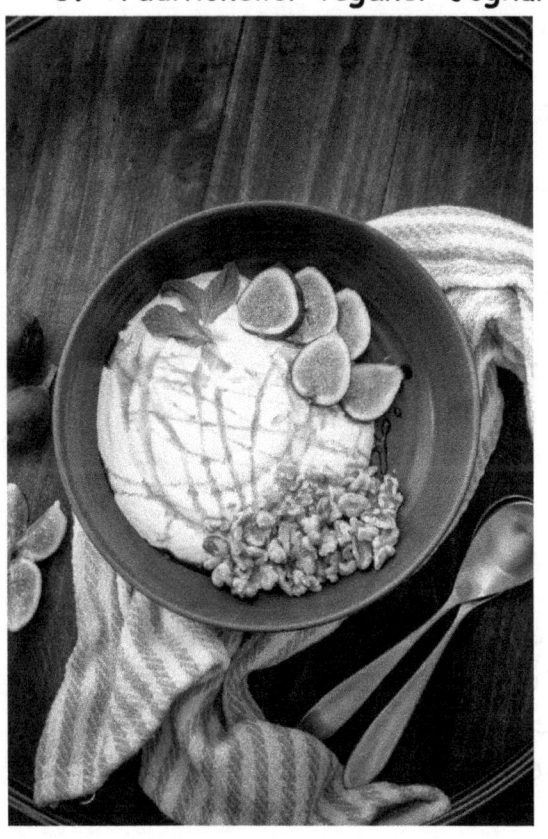

Ergibt etwa 2 bis 2½ Tassen

Zutaten:

- 2 Tassen rohe, ungesalzene Cashewnüsse
- 3 Tassen gefiltertes Wasser
- 1 Teelöffel reiner Ahornsirup oder Agavendicksaft
- 2 probiotische Kapseln oder ½ Teelöffel probiotisches Pulver

Richtungen:

a) Cashewnüsse, Wasser und Sirup oder Nektar glatt rühren. In einen mittelgroßen Topf gießen und bei schwacher Hitze erhitzen, bis es warm, aber nicht heiß ist.

b) Sobald sie lauwarm ist, gieße die Cashewmilch in einen sauberen, nicht metallischen Behälter wie eine Glasschüssel oder einen Keramiktopf.

c) Geben Sie den Inhalt der probiotischen Kapseln (Entsorgen der leeren Kapselhüllen) oder das probiotische Pulver in die Cashewmilch. Rühren Sie die Zutaten zusammen, bis sie sich verbinden.

d) Decken Sie den Behälter ab und lassen Sie ihn acht bis zehn Stunden ungestört in einer warmen Umgebung stehen, oder länger, wenn Sie einen spritzigeren Joghurt bevorzugen.

e) Schöpfen Sie den eingedickten Joghurt heraus und bewahren Sie die Molke für eine andere Verwendung auf.

9. Kultivierte Kokoscreme

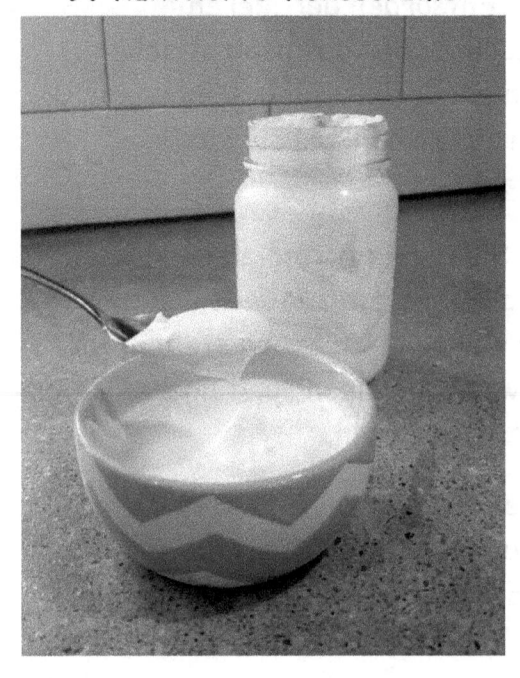

Ergibt etwa 1 Tasse

Zutaten:

- Eine 14-Unzen-Dose Kokosmilch (normale Kokosmilch, nicht die „leichten" oder fettarmen Versionen)
- 1 probiotische Kapsel oder ¼ Teelöffel probiotisches Pulver

Richtungen:

a) In einer kleinen Glas- oder Keramikschüssel mit Deckel die Dose Kokosmilch leeren. (Verwenden Sie keine Metallschüssel, da Metall den Kultivierungsprozess behindern kann.) Wenn sich Sahne und Wasser getrennt haben, mischen Sie sie zusammen.

b) Rühren Sie den Inhalt der probiotischen Kapsel (die leere Kapselhülle entsorgen) oder das probiotische Pulver ein.

c) Decken Sie die Schüssel mit einem sauberen Tuch ab und lassen Sie sie acht bis zehn Stunden in einer ungestörten, warmen Umgebung stehen. Entfernen Sie das Tuch, decken Sie die Schüssel mit einem Deckel ab und kühlen Sie sie ab.

d) Nachdem die Mischung mindestens eine Stunde abgekühlt ist, ist die Kokoscreme gebrauchsfertig. Die Mischung wird sich während des Kultivierungs-/Kühlprozesses getrennt haben und die Kokoscreme ist die dicke obere Schicht.

e) Schaufeln Sie die Creme heraus und verwenden Sie sie entweder sofort oder füllen Sie sie in einen anderen Glasbehälter mit Deckel und bewahren Sie sie im Kühlschrank auf, bis Sie sie verwenden möchten.

f) Die dünnere Flüssigkeit unter der Sahne kann aufbewahrt und zu Smoothies und Säften hinzugefügt oder als „Vorspeise" verwendet werden, um andere Lebensmittel zu kultivieren. Creme und Starterflüssigkeit halten sich im Kühlschrank etwa eine Woche.

10. Hausgemachter fermentierter Joghurt

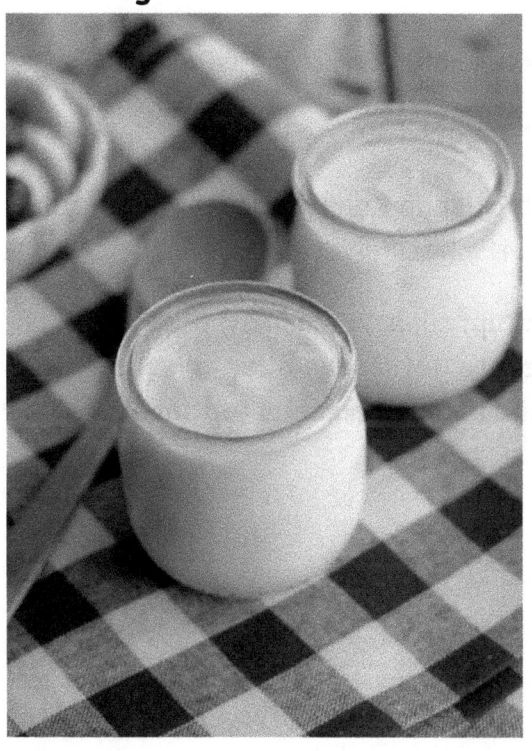

Ergibt etwa 1 Liter/Liter

Zutaten:

- 3 Tassen rohe, ungesalzene Cashewnüsse
- 2 Tassen gefiltertes Wasser
- 1 probiotische Kapsel oder ¼ Teelöffel probiotisches Pulver
- Granatapfelkerne (Samen) oder entkernte gefrorene oder frische Kirschen zum Garnieren (optional)

Richtungen:

a) Mischen Sie in einer mittelgroßen Glas- oder Keramikschale mit Deckel die Cashewnüsse mit dem Wasser und gießen Sie den Inhalt der probiotischen Kapsel (die leere Kapselhülle wegwerfen) oder das probiotische Pulver hinein. Rühren Sie die Zutaten zusammen, bis sie sich verbinden.

b) Setzen Sie den Deckel auf und lassen Sie ihn acht bis vierundzwanzig Stunden ruhen, je nachdem, wie spritzig Sie Ihren Joghurt mögen.

c) Die Zutaten in einem Mixer pürieren, bis sie glatt sind, dann den Joghurt zurück in die Schüssel geben. Nach Belieben mit Granatapfelkernen oder Kirschen garnieren und sofort genießen oder bis zu vier Tage im Kühlschrank aufbewahren.

11. Milchfreie Sahne

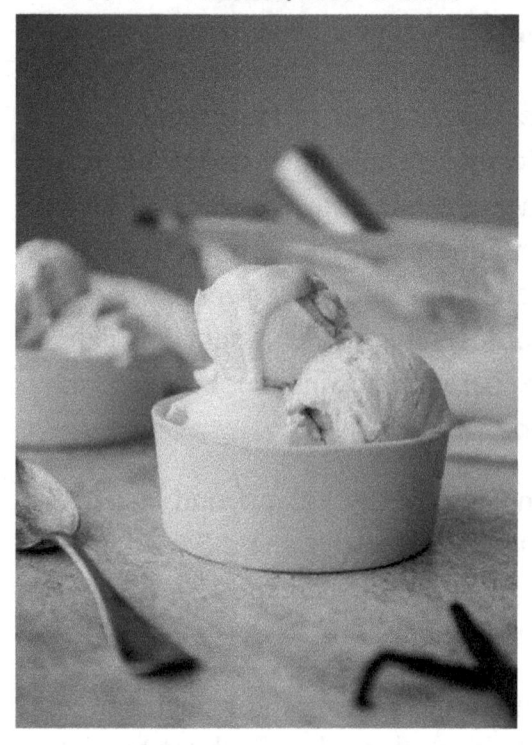

Ergibt etwa 1½ Tassen

Zutaten:

- ½ Tasse Mandelmilch
- 1 Tasse rohe, ungesalzene Cashewnüsse
- 2 frische Medjool-Datteln, entkernt und grob gehackt
- 2 probiotische Kapseln oder ½ Teelöffel probiotisches Pulver

Richtungen:

a) In einer Glas- oder Keramikschüssel mit Deckel Mandelmilch, Cashewnüsse und Dattelstücke mischen. Den Inhalt der probiotischen Kapsel (die leere Kapselhülle entsorgen) oder das probiotische Pulver hinzufügen und in die Cashew-Mischung einrühren.

b) Decken Sie die Schüssel ab und lassen Sie sie acht bis zehn Stunden lang in einer warmen, ungestörten Umgebung stehen oder bis Sie die gewünschte Schärfe erreicht haben.

c) Mischen Sie die Zutaten, bis sie glatt sind, und fügen Sie nach Bedarf eine kleine Menge Wasser hinzu, um das Mischen zu ermöglichen. Sofort servieren oder bis zu einer Woche im Kühlschrank aufbewahren.

12. Glutenfreies, milchfreies Rejuvelac

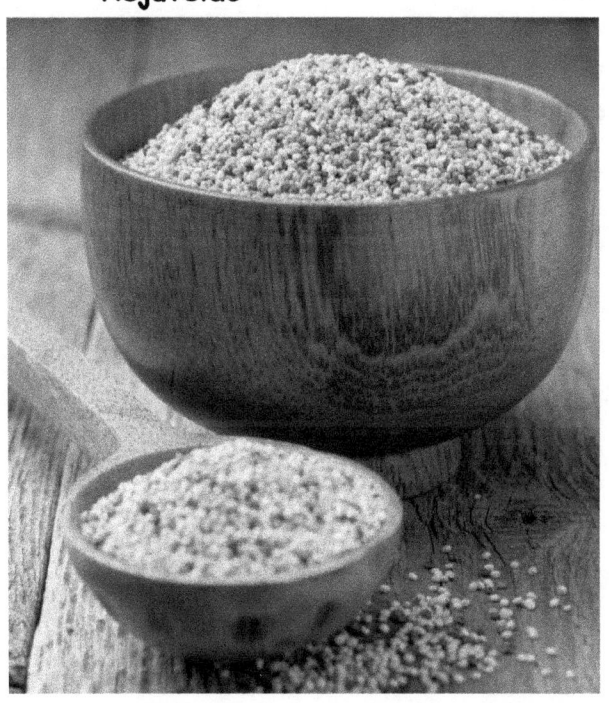

Ergibt 3 Tassen

Zutaten:

- ½ Tasse ganze Buchweizenkörner (oder andere Vollkornprodukte deiner Wahl)
- 3 Tassen gefiltertes Wasser

Richtungen:

a) Geben Sie die Körner in ein 1-Liter-Glas und fügen Sie gerade genug Wasser hinzu, um sie zu bedecken. Legen Sie eine doppelte Schicht Käsetuch über die Öffnung des Glases und befestigen Sie es mit einem Gummiband. Lassen Sie die Körner acht Stunden oder über Nacht einweichen; abtropfen lassen, die Flüssigkeit verwerfen.

b) Fügen Sie 3 Tassen gefiltertes Wasser hinzu, bedecken Sie es mit einem frischen Seihtuch und sichern Sie es mit einem Gummiband. Stellen Sie das Glas für ein bis drei Tage an einen warmen Ort, aber ohne direkte Sonneneinstrahlung. Das Wasser wird weißlich und trüb und entwickelt einen leicht herben Geschmack.

c) Die Körner abseihen; Diese können wiederverwendet werden, um eine zweite Charge Rejuvelac herzustellen, wenn Sie möchten. Decken Sie die Flüssigkeit mit einem Deckel ab und bewahren Sie sie bis zu zwei Wochen im Kühlschrank auf.

13. Joghurt-Käse

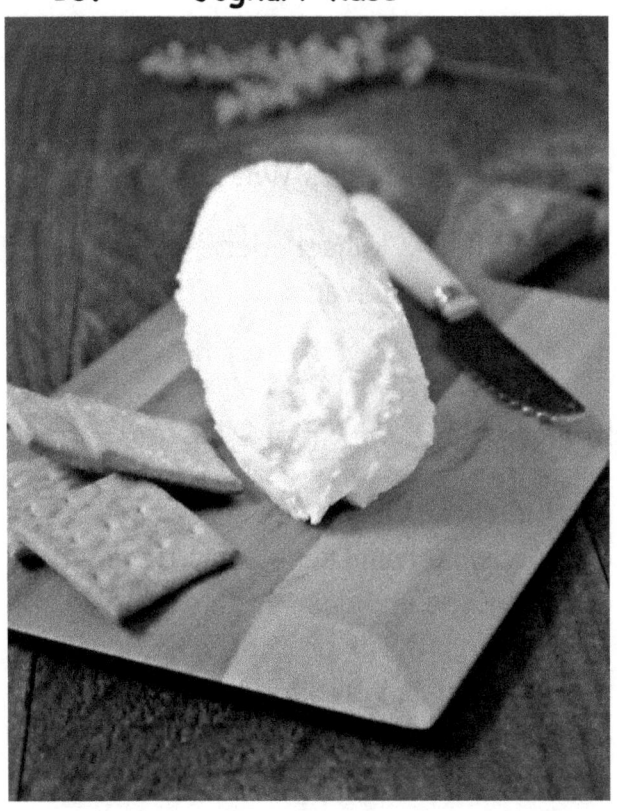

Ergibt etwa 1 Liter/Liter

Zutaten:

- 3 Tassen rohe, ungesalzene Cashewnüsse
- 2 Tassen gefiltertes Wasser
- 1 probiotische Kapsel oder ¼ Teelöffel probiotisches Pulver

Richtungen:

a) Kombinieren Sie in einer mittelgroßen Glas- oder Keramikschale mit Deckel die Cashewnüsse und das Wasser und fügen Sie den Inhalt der probiotischen Kapsel hinzu, wobei Sie die leere Kapselhülle oder das probiotische Pulver wegwerfen; rühren Sie zusammen, bis kombiniert. Zudecken und acht bis vierundzwanzig Stunden ruhen lassen, je nachdem, wie würzig Sie Ihren Joghurtkäse mögen.

b) Die Zutaten in einem Mixer pürieren, bis sie glatt sind. Stellen Sie ein mit einem Käsetuch ausgelegtes Sieb über eine tiefe Schüssel, damit überschüssiges Wasser aus dem Joghurt tropfen kann.

c) Gießen Sie den Joghurt in das mit Käsetuch ausgelegte Sieb und lassen Sie ihn einige Stunden ruhen, bis er die gewünschte Dicke erreicht hat. Möglicherweise müssen Sie die überschüssige Feuchtigkeit vorsichtig herausdrücken, um sicherzustellen, dass der Joghurt ausreichend eindickt.

d) Geben Sie den Joghurtkäse in eine mit Käsetuch ausgelegte Form Ihrer Wahl und stellen Sie ihn für vier bis sechs Stunden in den Kühlschrank oder bis er fest ist. Wenn du möchtest, kannst du die Ränder des Seihtuchs darüber ziehen, aber das ist nicht notwendig. Entfernen Sie den Käse aus der Form und ziehen Sie dann das Käsetuch ab. Dienen.

e) Hält sich im Kühlschrank in einem abgedeckten Behälter bis zu einer Woche.

14. Mandelbauernkäse

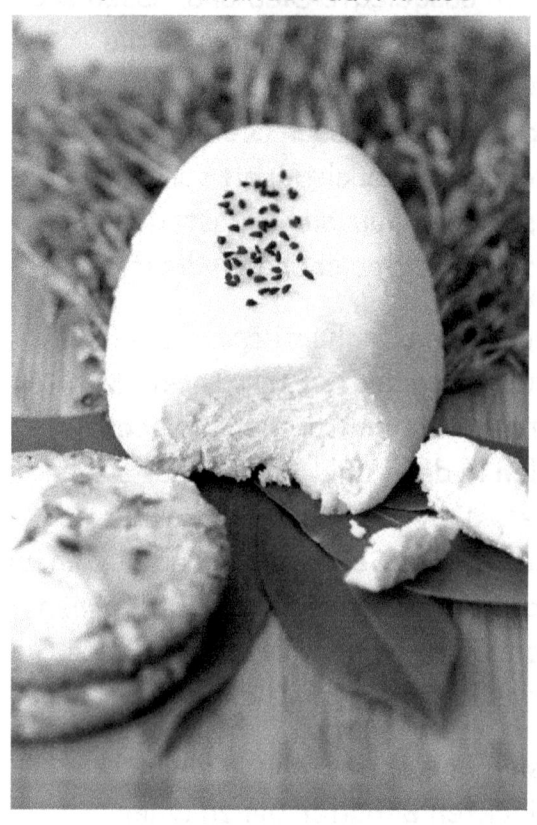

Ergibt 1 kleinen Block

Zutaten:

- 1 Quart/Liter ungesüßte Mandelmilch
- 1 EL gekaufter oder selbstgemachter Apfelessig
- Frische Kräuter, gehackt
- 1 Teelöffel unraffiniertes Meersalz

Richtungen:

a) Erhitzen Sie die Milch in einem mittelgroßen Topf bei schwacher Hitze und rühren Sie gelegentlich um, um Verbrühungen oder Anhaften zu vermeiden. Wenn es so aussieht, als würde die Mandelmilch gleich kochen, vom Herd nehmen; Wenn Sie lieber ein Bonbon- oder Dosenthermometer verwenden (es ist nicht notwendig), nehmen Sie den Topf vom Herd, wenn die Milch 180 bis 190°F erreicht.

b) Fügen Sie den Essig hinzu, rühren Sie einige Sekunden lang vorsichtig um und lassen Sie ihn dann einige Minuten lang ungestört.

c) Während der Essig einwirkt, ein Sieb mit einem Käsetuch auslegen. Wenn sich der Quark und die Molke getrennt haben, gießen Sie sie über ein Waschbecken, wenn Sie die Molke wegwerfen möchten, oder über eine große Schüssel, wenn Sie die Molke lieber für eine spätere Verwendung aufbewahren möchten.

d) Falten Sie das überschüssige Seihtuch über den Quark und legen Sie ein sauberes Gewicht darauf; Lassen Sie es ein bis zwei Stunden ruhen, um die restliche Molke herauszupressen. Alternativ kannst du einfach die Ecken des Käsetuchs zusammenbinden und den Quark ein bis zwei Stunden ruhen lassen, damit er weiter abtropfen kann.

e) Wenn Sie Kräuter verwenden, fügen Sie diese nach dem Abseihen und vor dem Einsetzen des Käses in eine Form hinzu (siehe nächster Schritt). Alternativ können Sie den Boden der Form mit Ihren gewünschten Kräutern auslegen.

f) Rühren Sie das Salz ein, bis es sich gut mit dem Käse vermischt hat, und geben Sie den Käse in eine Form oder eine kleine Glas- oder Keramikschüssel und lassen Sie ihn vier bis sechs Stunden im Kühlschrank fest werden.

g) Sofort servieren oder bis zu einer Woche in einer abgedeckten Schüssel im Kühlschrank aufbewahren.

15.   Walnuss-Thymian-Käse

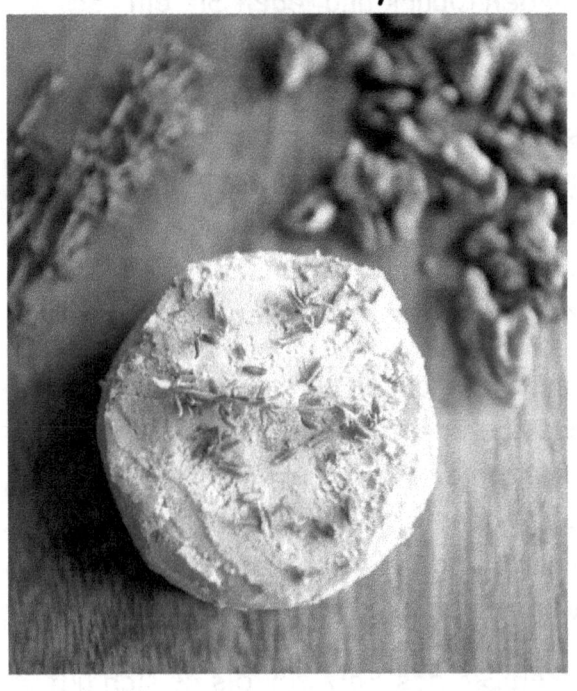

Ergibt 1 kleinen Block

Zutaten:

- 1 Tasse rohe, ungesalzene Walnüsse
- ¼ Tasse gefiltertes Wasser
- 2 Kapseln Probiotika oder ½ Teelöffel probiotisches Pulver
- 1 Teelöffel natives Olivenöl extra
- Drei 2-Zoll-Zweige frischer Thymian, plus ein paar mehr zum Garnieren (optional)
- 1 Teelöffel unraffiniertes Meersalz
- ½ Tasse Kokosöl

Richtungen:

a) In einer kleinen Glas- oder Keramikschüssel die Walnüsse und das Wasser mischen. Leeren Sie den Inhalt der probiotischen Kapseln oder des probiotischen Pulvers in die Schüssel und rühren Sie um, um zu kombinieren.

b) Zugedeckt an einem warmen, ungestörten Ort zwei Tage ruhen lassen.

c) In einer kleinen Bratpfanne bei niedriger bis mittlerer Hitze das Olivenöl und den Thymian anbraten, bis die Zweige leicht knusprig sind (ca. 3 bis 5 Minuten). Von der Hitze nehmen. Nach dem Abkühlen die Thymianblätter von den Zweigen zupfen und auf den Boden einer kleinen Glasschale streuen.

d) Gießen Sie die Walnussmischung in einen Mixer, fügen Sie Salz und Kokosöl hinzu und mixen Sie, bis sie vollständig glatt ist; Gießen Sie es in die mit Thymianblättern bedeckte Glasschale. Unbedeckt kühl stellen, bis es fest ist

e) Nehmen Sie den Käse vorsichtig aus der Glasschüssel und servieren Sie ihn verkehrt herum, sodass die Thymianblätter auf dem Käse liegen. Nach Belieben mit Thymianzweigen garnieren. Im Kühlschrank hält es sich abgedeckt etwa einen Monat.

16. Bracotta-Käse

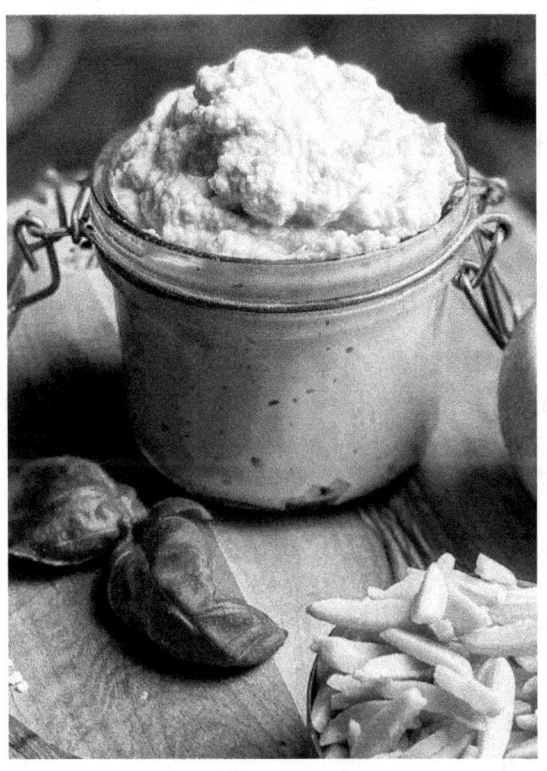

Ergibt etwa 3 Tassen oder 1 mittelgroßen Block

Zutaten:

- 1 Tasse rohe, ungesalzene Paranüsse
- 1 Tasse rohe, ungesalzene Cashewnüsse
- 1 Tasse gefiltertes Wasser
- 2 probiotische Kapseln oder ½ Teelöffel probiotisches Pulver
- ⅓ Tasse Kokosöl
- 1 Teelöffel unraffiniertes Meersalz
- 1 Esslöffel gefiltertes Wasser

Richtungen:

a) Kombinieren Sie in einer kleinen bis mittelgroßen Schüssel mit Deckel die Paranüsse, Cashewnüsse und die Tasse Wasser. Leeren Sie den Inhalt der probiotischen Nahrungsergänzungsmittel (entsorgen Sie die leeren Kapselhüllen) oder das probiotische Pulver in die Schüssel und mischen Sie es zusammen.

b) Lassen Sie die Mischung für 24 bis 48 Stunden kultivieren; Durch die längere Fermentationszeit entwickelt der Käse ein stärkeres Aroma.

c) Gießen Sie die Paranuss-Cashew-Mischung in einen Mixer. Öl, Salz und 1 Esslöffel Wasser hinzufügen und glatt rühren; Dies kann Anstrengung und eine längere Mischzeit erfordern, um eine durchgehend glatte Textur zu gewährleisten.

d) Gießen Sie die Mischung in eine mit Käsetuch ausgelegte Form Ihrer Wahl. Abdecken und im Kühlschrank ruhen lassen (mindestens zwei bis vier Stunden).

e) Entfernen Sie den Käse aus der Form und wickeln Sie ihn aus dem Käsetuch. Dienen. In einem abgedeckten Behälter bis zu drei Wochen im Kühlschrank aufbewahren.

17. Macadamia-Frischkäse

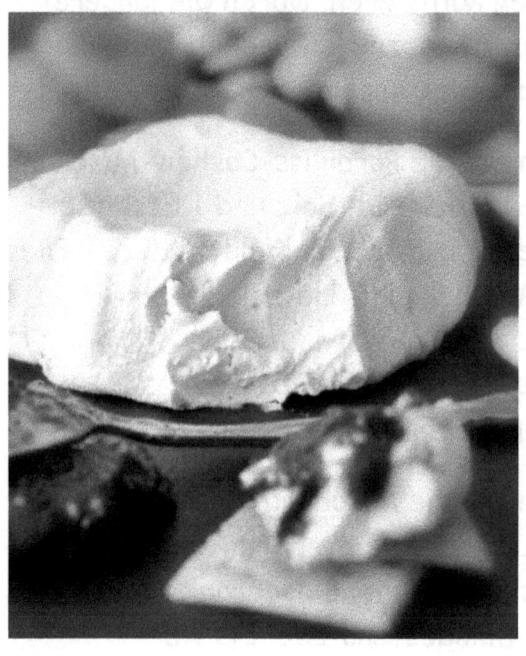

Ergibt 1 kleinen Block

Zutaten:

- ½ Tasse rohe, ungesalzene Macadamianüsse
- ½ Tasse rohe, ungesalzene Cashewnüsse
- ½ Tasse gefiltertes Wasser plus 3 Esslöffel
- 1 probiotische Kapsel oder ¼ Teelöffel probiotisches Pulver
- 3 frische Medjool-Datteln, entkernt
- ⅓ Tasse Kokosöl
- ¼ Teelöffel unraffiniertes Meersalz

Richtungen:

a) Mischen Sie in einer Glas- oder Keramikschale die Macadamianüsse, Cashewnüsse, ½ Tasse Wasser und die probiotische Kapsel (die leere Kapselhülle wegwerfen) oder das probiotische Pulver; rühren, bis gemischt, und abdecken. In einer separaten Schüssel die Datteln mit den restlichen 3 Esslöffeln Wasser mischen und abdecken. Beides zwölf Stunden über Nacht ziehen lassen.

b) In einem Mixer beide Mischungen mischen, das Salz hinzufügen und glatt rühren. Fügen Sie das Kokosöl hinzu und mixen Sie weiter. Möglicherweise müssen Sie die Zutaten ein paar Mal mit einem Spatel nach unten drücken, um eine cremige, glatte Konsistenz zu gewährleisten. In eine mit Käsetuch ausgelegte Schüssel oder Form gießen.

c) Kühlen Sie für ein bis zwei Stunden oder bis es fest ist. Dienen. Zugedeckt im Kühlschrank bis zu einem Monat aufbewahren.

18. Alter geräucherter Käse

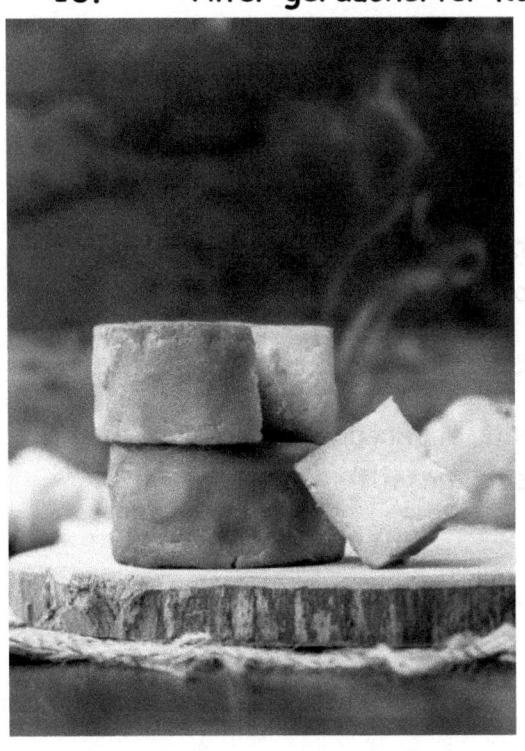

Ergibt 1 mittelgroßen Block

Zutaten:

- 2 Tassen rohe, ungesalzene Cashewnüsse
- 1 Tasse gefiltertes Wasser
- 2 probiotische Kapseln oder ½ Teelöffel probiotisches Pulver
- ½ Tasse Kokosöl
- 4 Teelöffel geräuchertes unraffiniertes Meersalz, geteilt

Richtungen:

a) Kombinieren Sie in einer Glas- oder Keramikschale mit Deckel die Cashewnüsse und das Wasser und leeren Sie die probiotischen Kapseln (entsorgen Sie die leeren Kapselhüllen) oder das probiotische Pulver in die Cashew-Wasser-Mischung und rühren Sie, bis alles vermischt ist. Abdecken und 24 Stunden ruhen lassen.

b) Gießen Sie die kultivierten Cashewnüsse und ihre Flüssigkeit in einen Mixer. Das Öl und 2 Teelöffel Salz hinzugeben und glatt rühren. Möglicherweise müssen Sie die Zutaten ein paar Mal mit einem Spatel nach unten drücken, um eine cremige, glatte Konsistenz zu gewährleisten.

c) Gießen Sie die Käsemischung in eine mit Käsetuch ausgelegte Schüssel, die die Form hat, die der fertige Käse haben soll. Kühlen Sie für vier bis sechs Stunden oder bis es fest ist. Den Käse aus der Schüssel nehmen und das Käsetuch abziehen.

d) Reiben Sie die restlichen 2 Teelöffel Salz vorsichtig über die gesamte Oberfläche des Käses, einschließlich der Unterseite. Legen Sie den Käse vorsichtig auf ein Gitter an einem kühlen, dunklen und ungestörten Ort und lassen Sie den Käse sieben bis achtundzwanzig Tage an der Luft trocknen, oder länger, falls gewünscht.

e) Nachdem Sie den Käse gereift haben, kühlen Sie ihn ab und servieren Sie ihn oder lagern Sie ihn bis zu einem Monat in einem abgedeckten Behälter im Kühlschrank.

19.   Alter Miso-Käse

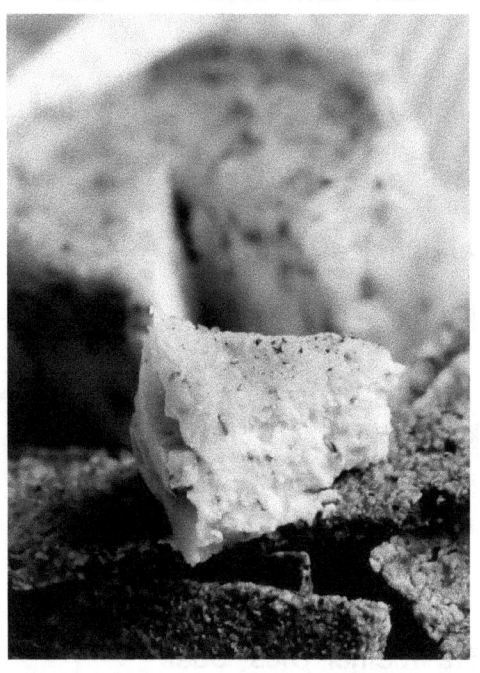

Ergibt 1 mittelgroßen Block

Zutaten:

- 2 Tassen rohe, ungesalzene Cashewnüsse
- 1 Tasse gefiltertes Wasser
- 1 Esslöffel dunkles Miso
- 3 Teelöffel unraffiniertes Meersalz, geteilt
- $\frac{1}{2}$ Tasse Kokosöl

Richtungen:

a) Mischen Sie in einer Glas- oder Keramikschüssel mit Deckel die Cashewnüsse, das Wasser und das Miso und rühren Sie, bis sie sich verbunden haben. Abdecken und 24 Stunden ruhen lassen.

b) Gießen Sie die kultivierten Cashewnüsse in einen Mixer. 1 Teelöffel Salz sowie das Öl hinzugeben und glatt rühren. Möglicherweise müssen Sie die Zutaten ein paar Mal mit einem Spatel nach unten drücken, um eine cremige, glatte Konsistenz zu gewährleisten.

c) Gießen Sie die Käsemischung in eine mit Käsetuch ausgelegte Schüssel, die die Form hat, die der fertige Käse haben soll. Kühlen Sie für vier bis sechs Stunden oder bis es fest ist. Den Käse aus der Schüssel nehmen und das Käsetuch abziehen.

d) Reiben Sie die restlichen 2 Teelöffel Salz vorsichtig über die gesamte Oberfläche des Käses, einschließlich der Unterseite. Legen Sie ihn vorsichtig an einem kühlen, dunklen und ungestörten Ort auf ein Gitter und lassen Sie den Käse sieben bis achtundzwanzig Tage an der Luft trocknen, oder länger, falls gewünscht.

e) Nachdem Sie den Käse gereift haben, kühlen Sie ihn ab und servieren Sie ihn oder lagern Sie ihn bis zu einem Monat in einem abgedeckten Behälter im Kühlschrank.

20. Gereifter Savorella-Käse

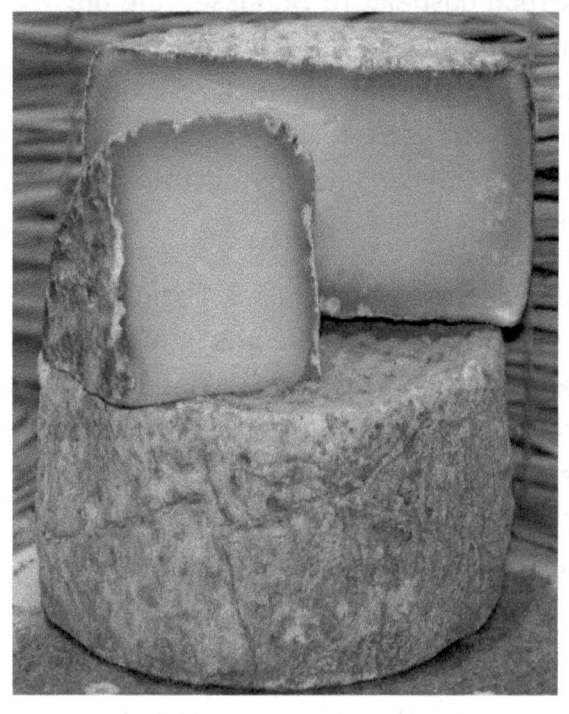

Ergibt 1 mittelgroßen Block

Zutaten:

- 2 Tassen rohe, ungesalzene Cashewnüsse
- ⅔ Tasse gefiltertes Wasser
- ⅓ Tasse Sauerkraut Sole
- 3 Teelöffel unraffiniertes Meersalz, geteilt
- ½ Tasse Kokosöl

Richtungen:

a) In einer Glas- oder Keramikschüssel mit Deckel die Cashewnüsse, das Wasser und die Salzlake mischen und gut umrühren. Abdecken und 24 Stunden ruhen lassen.

b) Gießen Sie die kultivierten Cashewnüsse und ihre Flüssigkeit in einen Mixer. 1 Teelöffel Salz sowie das Öl hinzugeben und glatt rühren. Möglicherweise müssen Sie die Zutaten ein paar Mal mit einem Spatel nach unten drücken, um eine cremige, glatte Konsistenz zu gewährleisten.

c) Gießen Sie die Käsemischung in eine mit Käsetuch ausgelegte Schüssel, die die Form hat, die der fertige Käse haben soll. Kühlen Sie für vier bis sechs Stunden oder bis es fest ist. Aus der Schüssel nehmen und das Seihtuch abziehen.

d) Reiben Sie die restlichen 2 Teelöffel Salz vorsichtig über die gesamte Oberfläche des Käses, einschließlich der Unterseite. Legen Sie ihn vorsichtig an einem kühlen, dunklen und ungestörten Ort auf ein Gitter und lassen Sie den Käse zwei Wochen lang an der Luft trocknen.

e) Nachdem Sie den Käse gereift haben, kühlen Sie ihn ab und servieren Sie ihn oder lagern Sie ihn bis zu einem Monat in einem abgedeckten Behälter im Kühlschrank.

SAUERKRAUT & GURKEN

21.   Einfaches Sauerkraut

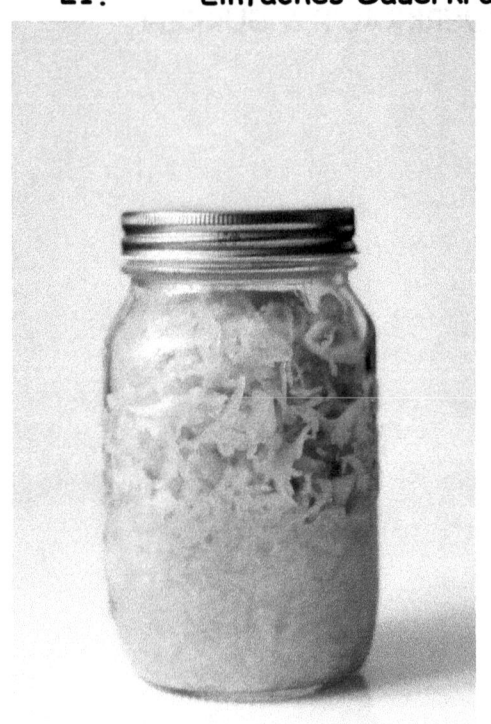

Ergibt ungefähr 3 bis 4 Liter

Zutaten:

- 2 kleine bis mittelgroße Köpfe Grünkohl, geraspelt
- 1 EL Wacholderbeeren, grob geknackt
- 3 Esslöffel unraffiniertes feines Meersalz
- 1 Quart (oder Liter) gefiltertes Wasser

Richtungen:

a) Legen Sie den Grünkohl in einen großen, sauberen Topf oder eine große Glas- oder Keramikschüssel; Drücken Sie es mit Ihrer sauberen Faust oder einem Holzlöffel nach unten, um die Säfte freizusetzen. Fügen Sie während des Hinzufügens von Kohl eine Prise Wacholderbeeren hinzu.

b) Lösen Sie das Salz in einem Krug oder einem großen Messbecher im Wasser auf und rühren Sie gegebenenfalls um, damit sich das Salz auflöst. Gießen Sie das Salzwasser über den Kohl, bis er unter Wasser ist, und lassen Sie oben ein paar Zentimeter Platz, damit sich der Kohl ausdehnen kann.

c) Stellen Sie einen Teller, der in den Topf oder die Schüssel passt, über die Kohl-Wasser-Mischung und beschweren Sie sie mit lebensmittelechten Gewichten oder einer Schüssel oder einem Glas Wasser und achten Sie darauf, dass das Gemüse während der Gärung unter der Salzlake eingetaucht bleibt.

d) Mit einem Deckel oder einem Tuch abdecken und mindestens zwei Wochen gären lassen, dabei regelmäßig prüfen, ob die Kohlmischung immer noch unter die Wasserlinie getaucht ist.

e) Nach zwei Wochen ist das Sauerkraut noch ziemlich knackig; Wenn Sie ein traditionelleres Sauerkraut mögen, lassen Sie es länger fermentieren, um den Kohl noch weicher zu machen.

f) Wenn sich Schimmel auf der Oberfläche des Topfes bildet, schöpfen Sie ihn einfach aus. Es wird das Sauerkraut nicht verderben, es sei denn, es dringt tiefer in den Topf ein. Es kann sich dort bilden, wo die Mischung auf die Luft trifft, aber es bildet sich selten tiefer im Topf.

g) Nach zwei Wochen oder länger, wenn Sie es vorziehen, das Sauerkraut in Gläser oder eine Schüssel geben, abdecken und in den Kühlschrank stellen, wo es mindestens ein paar Monate bis zu einem Jahr hält.

22. Gewürztes Sauerkraut

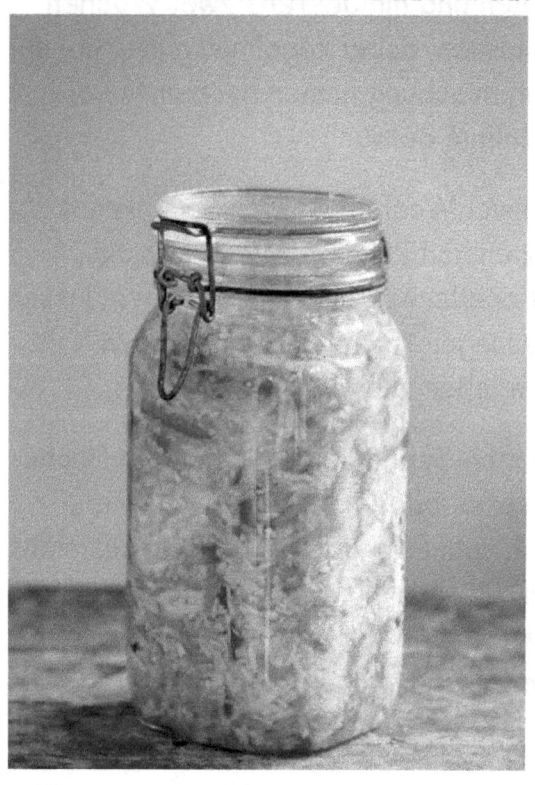

Ergibt etwa 2 Liter

Zutaten:

- 1 großer oder 2 kleine Köpfe Grünkohl, geraspelt
- 6 getrocknete oder frische ganze Cayenne-Chilis (oder mehr für ein schärferes Sauerkraut)
- 3 Knoblauchzehen, gehackt
- 4 Esslöffel unraffiniertes feines Meersalz oder 8 Esslöffel unraffiniertes grobes Meersalz
- 1 Quart (oder Liter) gefiltertes Wasser

Richtungen:

a) In einem großen, sauberen Topf oder einer großen Glas- oder Keramikschüssel den Grünkohl, die Chilis und den Knoblauch schichten, bis der Topf voll ist oder alle Zutaten verbraucht sind.

b) Drücken Sie die Kohlmischung mit einem Holzlöffel oder Ihrer sauberen Faust nach unten, um sie kompakter zu machen und die Säfte freizusetzen.

c) Lösen Sie das Salz in einem Krug oder großen Messbecher im Wasser auf und rühren Sie es gegebenenfalls um, damit sich das Salz auflöst. Gießen Sie das Salzwasser über die Kohlmischung, bis die Zutaten untergetaucht sind, und lassen Sie oben ein paar Zentimeter Platz, damit sich die Zutaten ausdehnen können.

d) Stellen Sie einen Teller, der in den Topf oder die Schüssel passt, über die Kohl-Wasser-Mischung und beschweren Sie sie mit lebensmittelechten Gewichten oder einer Schüssel oder einem Krug mit Wasser und achten Sie darauf, dass das Gemüse während der Gärung unter der Wasser-Salz-Salzlake eingetaucht bleibt.

e) Mit einem Deckel oder Tuch abdecken und mindestens zwei Wochen fermentieren lassen, dabei regelmäßig überprüfen, ob die Kohlmischung immer noch unter der Wasserlinie eingetaucht ist.

f) Wenn sich Schimmel auf der Oberfläche bildet, schöpfen Sie ihn einfach aus. Es wird das Sauerkraut nicht verderben, es sei denn, es dringt tiefer in den Topf ein. Es kann sich dort bilden, wo die Mischung auf die Luft trifft, aber es bildet sich selten tiefer im Topf.

g) Nach zwei Wochen oder länger, wenn Sie ein würzigeres Sauerkraut bevorzugen, verteilen Sie das Sauerkraut in Gläsern oder einer Schüssel, decken es ab und stellen es in den Kühlschrank, wo es normalerweise mindestens ein Jahr hält. Nach Belieben mit Chilistreifen servieren.

23. Fünf-Minuten-Brokkoli-Sauerkraut

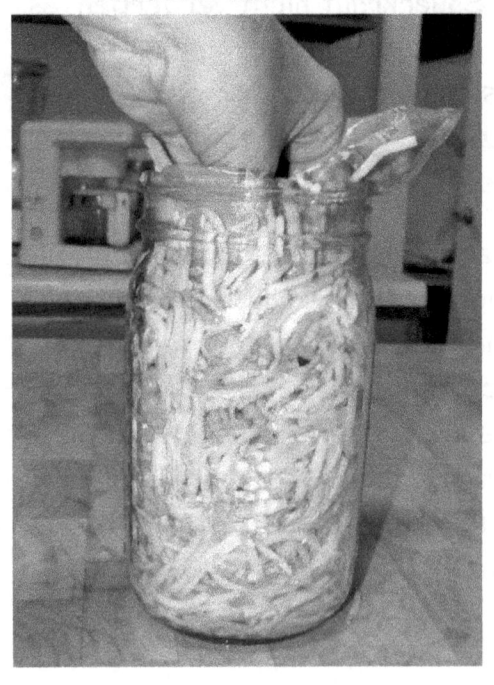

Ergibt ungefähr 1 Liter

Zutaten:

- 1 (10 Unzen oder 282 mg) Packung Brokkoli-Krautsalat-Mischung

- 1 rote Paprika, entkernt und in Julienne geschnitten

- 1 Jalapeño-Pfeffer, entkernt und in Julienne geschnitten

- 3 Esslöffel unraffiniertes feines Meersalz oder 6 Esslöffel unraffiniertes grobes Meersalz

- 1 Quart (oder Liter) gefiltertes Wasser

Richtungen:

a) In einem großen, sauberen Topf oder einer großen Glas- oder Keramikschüssel abwechselnd Broccoli-Krautsalat, Paprika und Jalapeño-Pfeffer in den Topf geben, bis die Mischung etwa 1 bis 2 Zoll von der Oberseite des Topfes oder der Schüssel entfernt ist oder bis Sie sie verwendet haben alle Zutaten.

b) Drücken Sie das Gemüse mit Ihrer sauberen Faust oder einem Holzlöffel nach unten, um die Säfte freizusetzen, während Sie gehen.

c) Lösen Sie das Salz in einem Krug oder großen Messbecher im Wasser auf und rühren Sie es gegebenenfalls um, damit sich das Salz auflöst. Gießen Sie das Salzwasser über die Gemüsemischung, bis die Zutaten untergetaucht sind, und lassen Sie oben ein paar Zentimeter Platz, damit sich das Gemüse ausdehnen kann.

d) Stellen Sie einen Teller, der in den Topf oder die Schüssel passt, über die Gemüse-Wasser-Mischung und beschweren Sie sie mit lebensmittelechten Gewichten oder einer Schüssel oder einem Krug mit Wasser und achten Sie darauf, dass das Gemüse während der Gärung unter der Salzlake eingetaucht bleibt.

e) Mit einem Deckel oder einem Tuch abdecken und mindestens zwei Wochen gären lassen, dabei regelmäßig überprüfen, ob die Kohlmischung immer noch unter die Wasserlinie getaucht ist. Nach zwei Wochen ist das Sauerkraut noch ziemlich knackig; Wenn Sie ein traditionelleres Sauerkraut mögen, lassen Sie es länger fermentieren, um den Kohl noch weicher zu machen.

f) Wenn sich Schimmel auf der Oberfläche bildet, schöpfen Sie ihn einfach aus. Es wird das Sauerkraut nicht verderben, es sei denn, es dringt tiefer in den Topf ein. Es kann sich dort bilden, wo die Mischung auf die Luft trifft, aber es bildet sich selten tiefer im Topf.

g) Nach einer Woche oder länger, wenn Sie ein saures Sauerkraut bevorzugen, verteilen Sie das Sauerkraut in Gläsern oder einer Schüssel, decken es ab und stellen es in den Kühlschrank, wo es mindestens ein paar Monate bis zu einem Jahr haltbar ist.

24.   Ananas Sauerkraut

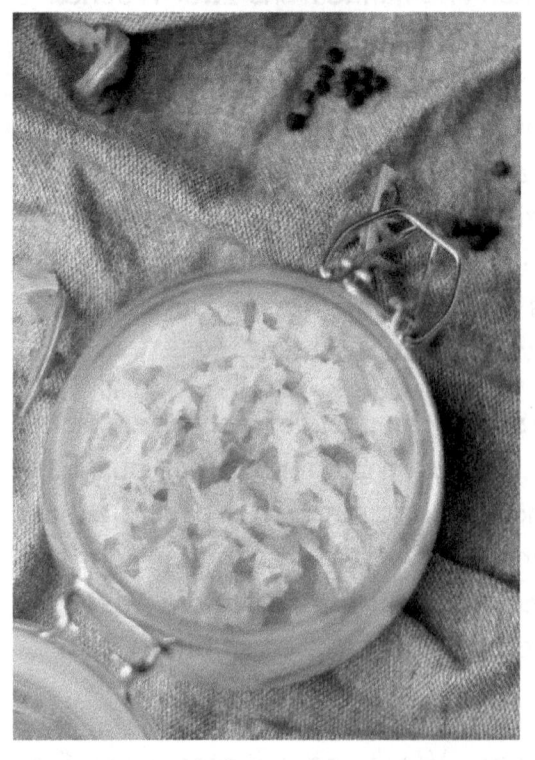

Ergibt etwa 3 Liter

Zutaten:

- 1 mittelgroße Ananas, Oberteil, Kern und Haut entfernt, in Julienne geschnitten
- 1 mittelgroßer Kohlkopf, dünn gerieben
- 2 mittelgroße Karotten, gerieben
- ¼ kleine Zwiebel, gerieben
- 3 Esslöffel unraffiniertes feines Meersalz oder 6 Esslöffel unraffiniertes grobes Meersalz
- 2 Liter (oder Liter) gefiltertes Wasser
- Korianderzweige zum Garnieren (optional)

Richtungen:

a) In einem großen, sauberen 4-Liter-Topf oder einer großen Glas- oder Keramikschüssel abwechselnd Ananas, Kohl, Karotten und Zwiebeln schichten, bis die Mischung etwa 1 bis 2 Zoll von der Oberseite des Topfes oder der Schüssel entfernt ist oder bis Sie sie verwendet haben alle Zutaten. Drücken Sie das Gemüse mit Ihrer sauberen Faust oder einem Holzlöffel nach unten, um die Säfte freizusetzen, während Sie gehen.

b) Lösen Sie das Salz in einem Krug oder großen Messbecher im Wasser auf und rühren Sie es gegebenenfalls um, damit sich das Salz auflöst. Gießen Sie das Salzwasser über die Ananasmischung, bis die Zutaten untergetaucht sind, und lassen Sie oben ein paar Zentimeter Platz, damit sich die Zutaten ausdehnen können.

c) Stellen Sie einen Teller, der in den Topf oder die Schüssel passt, über die Ananas-Wasser-Mischung und beschweren Sie sie mit lebensmittelechten Gewichten oder einer Schüssel oder einem Krug mit Wasser und achten Sie darauf, dass das Obst und Gemüse während der Gärung unter der Salzlake eingetaucht bleibt.

d) Mit einem Deckel oder einem Tuch abdecken und mindestens zwei Wochen gären lassen, dabei regelmäßig überprüfen, ob die Ananasmischung immer noch unter die Wasserlinie getaucht ist.

e) Nach zwei Wochen ist das Sauerkraut noch ziemlich knackig; Wenn Sie ein traditionelleres Sauerkraut mögen, lassen Sie es länger fermentieren, um den Kohl noch weicher zu machen.

f) Wenn sich Schimmel auf der Oberfläche bildet, schöpfen Sie ihn einfach aus. Es wird das Sauerkraut nicht verderben, es sei denn, es dringt tiefer in den Topf ein. Es kann sich dort bilden, wo die Mischung auf die Luft trifft, aber es bildet sich selten tiefer im Topf.

g) Nach zwei Wochen oder länger, wenn Sie ein würzigeres Sauerkraut bevorzugen, verteilen Sie das Sauerkraut in Gläsern oder einer Schüssel, decken es ab und stellen es in den Kühlschrank, wo es mindestens ein paar Monate bis zu einem Jahr hält. Auf Wunsch mit Korianderzweigen servieren.

25.   Lila Sauerkraut

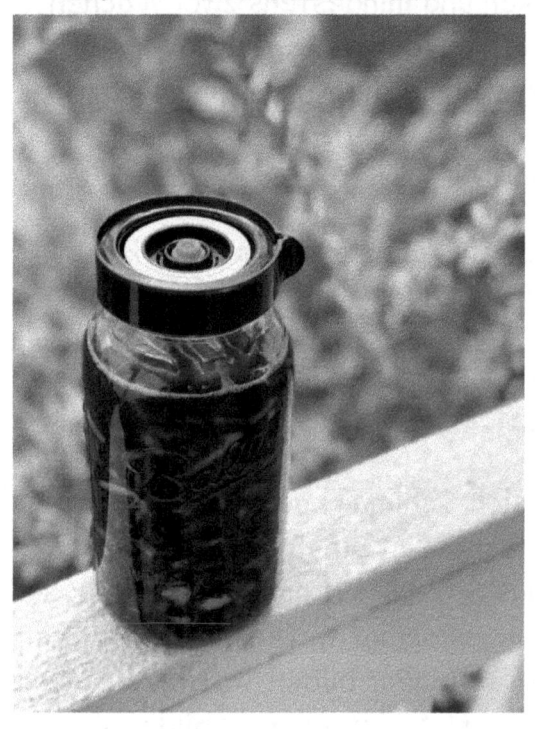

Ergibt etwa 2 bis 2½ Liter

Zutaten:

- 1 kleiner Kopf Grünkohl, geraspelt
- 1 kleiner Kopf Rotkohl, geraspelt
- 2 Äpfel, in dünne Scheiben geschnitten
- 3 Esslöffel unraffiniertes feines Meersalz oder 6 Esslöffel unraffiniertes grobes Meersalz
- 1 Quart (oder Liter) gefiltertes Wasser

Richtungen:

a) Schichte den Grünkohl, den Purpurkohl und die Äpfel in einem großen, sauberen Topf oder einer großen Glas- oder Keramikschüssel, bis die Mischung etwa 2,5 bis 5 cm von der Oberseite des Topfes oder der Schüssel entfernt ist oder du alle Zutaten aufgebraucht hast.

b) Drücken Sie die Kohl-Apfel-Mischung mit Ihrer sauberen Faust oder einem Holzlöffel nach unten, um sie kompakter zu machen und die Säfte nach und nach freizusetzen.

c) Lösen Sie das Salz in einem Krug oder großen Messbecher im Wasser auf und rühren Sie es gegebenenfalls um, damit sich das Salz auflöst. Gießen Sie das Salzwasser über die Kohl-Apfel-Mischung, bis die Zutaten untergetaucht sind, und lassen Sie oben ein paar Zentimeter Platz, damit sich die Zutaten ausdehnen können.

d) Stellen Sie einen Teller, der in den Topf oder die Schüssel passt, über die Kohl-Apfel-Wasser-Mischung und beschweren Sie sie mit lebensmittelechten Gewichten oder einer Schüssel oder einem Krug mit Wasser und achten Sie darauf, dass das Gemüse während der Gärung unter der Salzlake eingetaucht bleibt.

e) Mit einem Deckel oder einem Tuch abdecken und mindestens zwei Wochen gären lassen, dabei regelmäßig prüfen, ob die Kohl-Apfel-Mischung noch unter der Wasserlinie eingetaucht ist. Nach zwei Wochen ist das Sauerkraut noch ziemlich knackig; Wenn Sie ein traditionelleres Sauerkraut mögen, lassen Sie es länger fermentieren, um den Kohl noch weicher zu machen.

f) Wenn sich Schimmel auf der Oberfläche bildet, schöpfen Sie ihn einfach aus. Es wird das Sauerkraut nicht verderben, es sei denn, es dringt tiefer in den Topf ein. Es kann sich dort bilden, wo die Mischung auf die Luft trifft, aber es bildet sich selten tiefer im Topf.

g) Nach zwei Wochen oder länger, wenn Sie ein würzigeres Sauerkraut bevorzugen, verteilen Sie das Sauerkraut in Gläsern oder einer Schüssel, decken es ab und stellen es in den Kühlschrank, wo es normalerweise mindestens ein Jahr hält.

26. Würzige fermentierte Essiggurken mit Dill

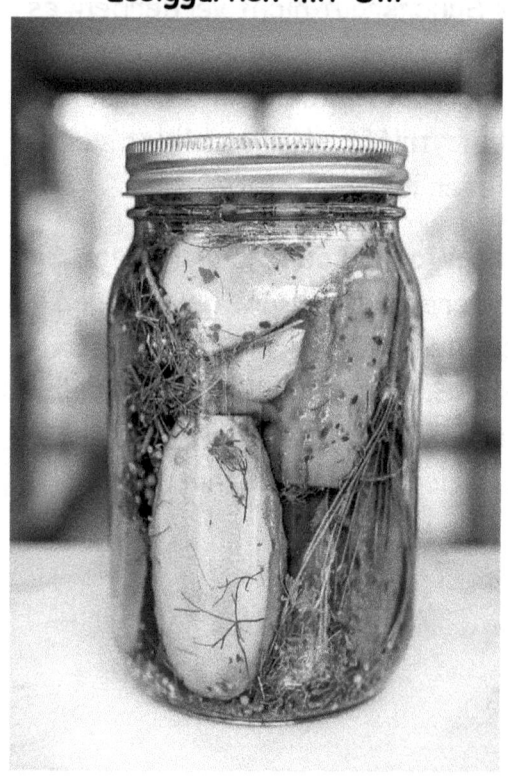

Ergibt etwa 2 Liter

Zutaten:

- 4 große oder 6 mittelgroße Gurken oder Zitronengurken, längs geviertelt
- 3 getrocknete Cayenne-Chilischoten
- 2 Knoblauchzehen
- 4 Zweige frischer Dill
- 3 Esslöffel unraffiniertes feines Meersalz oder 6 Esslöffel unraffiniertes grobes Meersalz
- 1½ Liter (oder Liter) oder 6 Tassen gefiltertes Wasser

Richtungen:

a) Kombinieren Sie in einem großen, sauberen Topf oder einer großen Glas- oder Keramikschüssel Gurken, Chilischoten, Knoblauch und Dill.

b) Lösen Sie das Salz in einem Krug oder großen Messbecher im Wasser auf und rühren Sie es gegebenenfalls um, damit sich das Salz auflöst. Gießen Sie das Salzwasser über die Gurkenmischung, bis die Zutaten untergetaucht sind, und lassen Sie oben ein paar Zentimeter Platz, damit sich die Zutaten ausdehnen können.

c) Stellen Sie einen Teller, der in den Topf oder die Schüssel passt, über die Gurken-Wasser-Mischung und beschweren Sie sie mit lebensmittelechten Gewichten oder einer Schüssel oder einem Krug mit Wasser und achten Sie darauf, dass das Gemüse während der Gärung unter der Salzlake eingetaucht bleibt.

d) Mit einem Deckel oder einem Tuch abdecken und fünf bis sieben Tage gären lassen, oder länger, wenn Sie einen würzigeren Geschmack bevorzugen; Überprüfen Sie die Mischung regelmäßig, um sicherzustellen, dass sie immer noch unter der Wasserlinie eingetaucht ist.

e) Wenn sich Schimmel auf der Oberfläche bildet, schöpfen Sie ihn einfach aus. Es wird die Gurken nicht verderben, es sei denn, es dringt tiefer in den Topf ein. Es kann sich dort bilden, wo die Mischung auf die Luft trifft, aber es bildet sich selten tiefer im Topf.

f) Nach einer Woche oder länger, wenn Sie eine würzigere Gurke bevorzugen, verteilen Sie die Gurken in Gläsern oder einer Schüssel, decken Sie sie ab und stellen Sie sie in den Kühlschrank, wo sie normalerweise bis zu einem Jahr haltbar sind.

27.   Salsa aus El Salvador

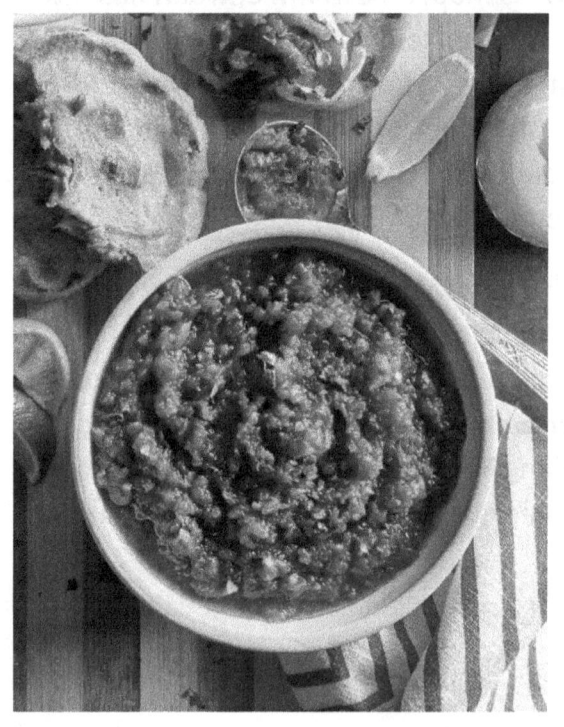

Ergibt etwa 1 Liter/Liter

Zutaten:

- ½ Grünkohl
- 1 bis 2 Karotten
- 1 grüner Apfel, entkernt und geviertelt
- Ein 2-Zoll-Stück frischer Ingwer
- ½ Cayenne-Chili
- ½ kleine lila Zwiebel
- Ein 2-Zoll-Stück frischer Kurkuma
- 3 Esslöffel unraffiniertes feines Meersalz oder 6 Esslöffel unraffiniertes grobes Meersalz
- 1 Quart (oder Liter) gefiltertes Wasser

Richtungen:

a) Kohl, Karotten, Apfel, Ingwer, Chili, Zwiebel und Kurkuma mit einer Küchenmaschine mit grober Raspelklinge zerkleinern.

b) In einen Topf oder eine große Glas- oder Keramikschüssel geben und gut vermischen.

c) Lösen Sie das Salz in einem Krug oder großen Messbecher im Wasser auf und rühren Sie es gegebenenfalls um, damit sich das Salz auflöst. Gießen Sie das Salzwasser über die Salsa-Mischung, bis die Zutaten untergetaucht sind, und lassen Sie oben ein paar Zentimeter Platz, damit sich die Zutaten ausdehnen können.

d) Stellen Sie einen Teller, der in den Topf oder die Schüssel passt, über die Salsa-Wasser-Mischung und beschweren Sie sie mit lebensmittelechten Gewichten oder einer Schüssel oder einem Glas Wasser und achten Sie darauf, dass das Gemüse während der Gärung unter der Salzlake eingetaucht bleibt.

e) Decken Sie es mit einem Deckel oder einem Tuch ab und lassen Sie es fünf bis sieben Tage lang fermentieren. Überprüfen Sie regelmäßig, ob die Salsa-Mischung immer noch unter die Wasserlinie getaucht ist.

f) Nach einer Woche die Salsa in Gläser oder eine Schüssel füllen, abdecken und in den Kühlschrank stellen, wo sie normalerweise bis zu einem Jahr haltbar ist.

28. Sternanis Karotten

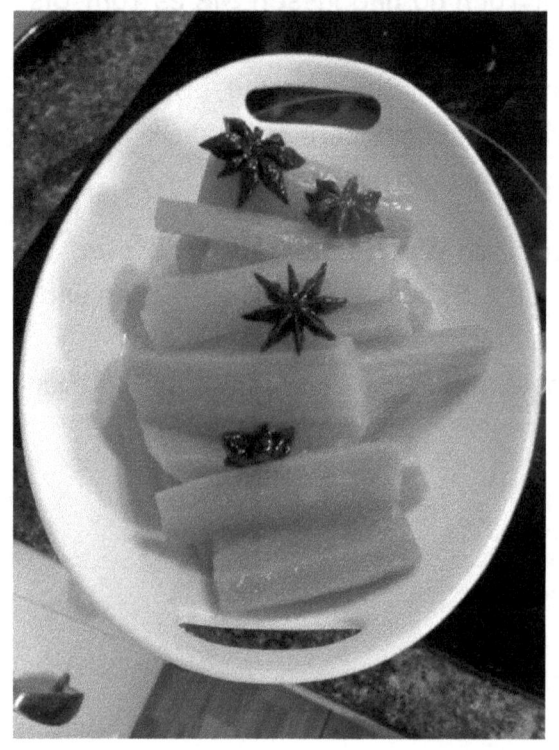

Ergibt etwa 1 Liter/Liter

Zutaten:

- 1½ Pfund Karotten, gerieben
- 3 ganze Sternanis-Schoten
- 3 Esslöffel unraffiniertes feines Meersalz oder 6 Esslöffel unraffiniertes grobes Meersalz
- 1 Quart (oder Liter) gefiltertes Wasser

Richtungen:

a) Kombinieren Sie in einem mittelgroßen, sauberen Topf oder einer mittelgroßen Glas- oder Keramikschüssel die Karotten und den Sternanis.

b) Lösen Sie das Salz in einem Krug oder großen Messbecher im Wasser auf und rühren Sie es gegebenenfalls um, damit sich das Salz auflöst.

c) Gießen Sie das Salzwasser über die Karottenmischung, bis die Zutaten untergetaucht sind, und lassen Sie oben ein paar Zentimeter Platz, damit sich die Zutaten ausdehnen können.

d) Stellen Sie einen Teller, der in den Topf oder die Schüssel passt, über die Karotten-Wasser-Mischung und beschweren Sie sie mit lebensmittelechten Gewichten oder einer Schüssel oder einem Krug mit Wasser und achten Sie darauf, dass die Karotten während der Gärung unter der Salzlake bleiben.

e) Mit einem Deckel oder einem Tuch abdecken und sieben Tage gären lassen, dabei regelmäßig überprüfen, ob die Karottenmischung immer noch unter die Wasserlinie getaucht ist.

f) Wenn sich Schimmel auf der Oberfläche bildet, schöpfen Sie ihn einfach aus. Es wird die Karotten nicht verderben, es sei denn, es dringt tiefer in den Topf ein. Es kann sich dort bilden, wo die Mischung auf die Luft trifft, aber es bildet sich selten tiefer im Topf.

g) Nach einer Woche die Karotten in Gläser oder eine Schüssel füllen, abdecken und in den Kühlschrank stellen, wo sie normalerweise bis zu einem Jahr haltbar sind.

29.   Kultivierte Zwiebeln

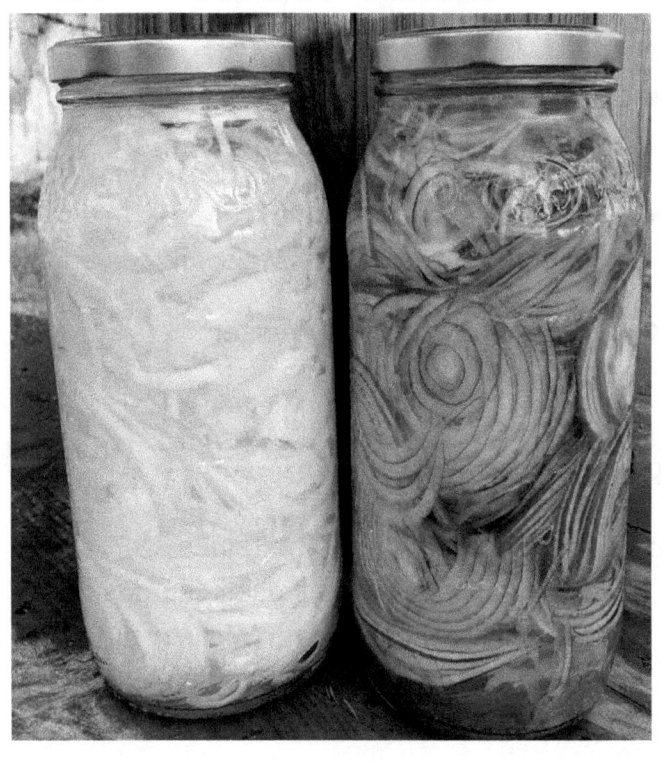

Ergibt etwa 2 Tassen

Zutaten:

- 2 kleine Zwiebeln oder 1 große Zwiebel, in dünne Scheiben geschnitten
- 1 Esslöffel plus 1 Teelöffel unraffiniertes feines Meersalz
- 1 Tasse gefiltertes Wasser

Richtungen:

a) Gib die Zwiebeln in ein kleines verschließbares Glas. Lösen Sie das Salz in einem Messbecher im Wasser auf und rühren Sie es gegebenenfalls um, damit sich das Salz auflöst.

b) Gießen Sie das Salzwasser über die Zwiebeln im Glas, bis die Zutaten untergetaucht sind, und lassen Sie oben etwas Platz, damit sich die Zwiebeln ausdehnen können.

c) Mit einem kleinen Auflaufförmchen, lebensmittelechtem Gewicht oder Gärgewichten beschweren.

d) Mit einem Deckel oder Tuch abdecken und zwei bis sieben Tage gären lassen. Kürzere Fermentationszeiten führen zu stärkeren Zwiebeln, und längere Fermentationszeiten mildern den Zwiebelgeschmack und erhöhen den probiotischen Gehalt.

e) Nach der gewünschten Fermentationszeit die Gewichte entfernen, verschließen und im Kühlschrank aufbewahren, wo die Zwiebeln normalerweise bis zu einem Jahr haltbar sind.

30.   Red-Hot-Hot-Sauce

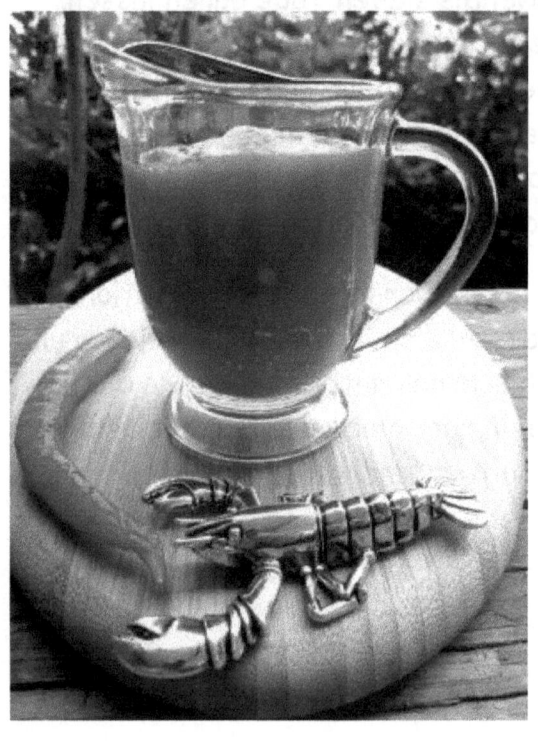

Ergibt etwa 2 bis 3 Tassen

Zutaten:

- 1 Pfund rote Chilis
- 4 Esslöffel unraffiniertes feines Meersalz oder 8 Esslöffel unraffiniertes grobes Meersalz
- 5 Tassen gefiltertes Wasser

Richtungen:

a) Die Chilis waschen und in ein Glas- oder Keramikgefäß mit weiter Öffnung oder in eine Schüssel geben.

b) Lösen Sie das Salz in einem Krug oder großen Messbecher im Wasser auf und rühren Sie es gegebenenfalls um, damit sich das Salz auflöst. Gießen Sie das Salzwasser über die Chilis, bis sie unter Wasser sind, und lassen Sie oben ein paar Zentimeter Platz, damit sich die Zutaten ausdehnen können.

c) Stellen Sie einen Teller, der in das Glas oder die Schüssel passt, über die Chili-Wasser-Mischung und beschweren Sie sie mit lebensmittelechten Gewichten oder einer kleinen Schüssel oder einem Glas Wasser und achten Sie darauf, dass die Chilis während der Fermentation unter der Salzlake bleiben.

d) Mit einem Deckel oder einem Tuch abdecken und sieben Tage fermentieren lassen, dabei regelmäßig überprüfen, ob die Chilis noch unter der Wasserlinie eingetaucht sind. Die Sole abseihen und aufbewahren, um sie nach Bedarf zu den Chilis hinzuzufügen, um die gewünschte Konsistenz der scharfen Soße zu erhalten.

e) Geben Sie die Chilis in einen Mixer und mischen Sie sie mit ausreichend Salzlake, um eine etwas dünnere scharfe Sauce zu erhalten, als Sie möchten; es wird dicker, wenn es sitzt. In ein Glas oder eine Schüssel füllen, abdecken und im Kühlschrank aufbewahren, wo es etwa einen Monat haltbar sein sollte.

31. Fermentierter gehackter Salat

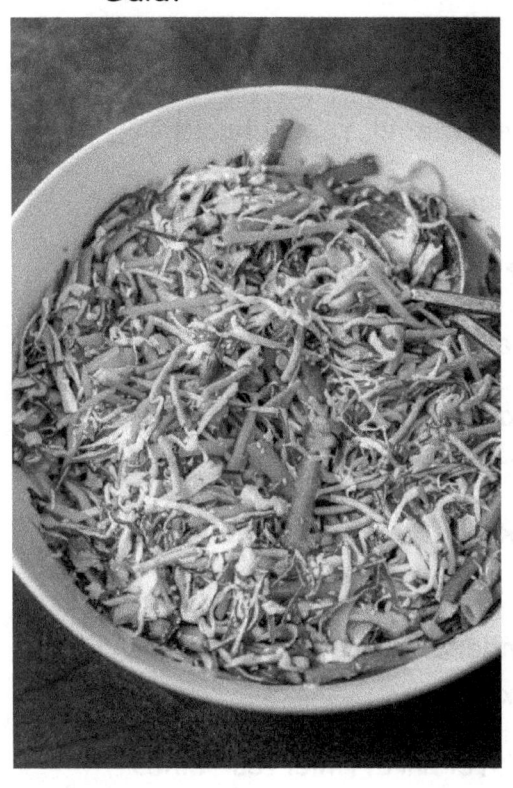

Ergibt etwa 6 Tassen

Zutaten:

- 1 Rettich, fein gehackt
- ½ kleine Zwiebel, fein gehackt
- 1 Rübe, in ½-Zoll-Stücke gehackt
- 1 Karotte, in ½-Zoll-Stücke gehackt
- 3 kleine Äpfel, gehackt in ½-Zoll-Stücke
- Eine Handvoll grüne Bohnen, in 1-Zoll-Längen gehackt
- 1 Steckrübe, in ½-Zoll-Stücke gehackt
- 1 bis 2 Weinblätter, Grünkohlblätter oder anderes großes Blattgemüse (optional)
- 3 Esslöffel unraffiniertes feines Meersalz oder 6 Esslöffel unraffiniertes grobes Meersalz
- 1 Quart (oder Liter) gefiltertes Wasser

Richtungen:

a) In einer mittelgroßen Schüssel Rettich, Zwiebel, Rübe, Karotte, Äpfel, grüne Bohnen und Steckrüben mischen; Transfer zu einem kleinen Topf. Legen Sie die Weinblätter oder anderes Blattgemüse auf die gehackten Salatzutaten, um sie unter der Salzlake zu halten, und beschweren Sie sie mit lebensmittelechten Gewichten oder einem Glas oder einer Schüssel mit Wasser.

b) Lösen Sie das Salz in einem Krug oder großen Messbecher im Wasser auf und rühren Sie es gegebenenfalls um, damit sich das Salz auflöst. Die Salzlake über den Salat gießen, mit einem Deckel oder Tuch abdecken und eine Woche gären lassen.

c) Entfernen Sie die Gewichte und entfernen und entsorgen Sie die Weinblätter oder anderes Blattgemüse. In Gläser oder eine Schüssel füllen, abdecken und im Kühlschrank aufbewahren, wo der Salat sechs Monate bis ein Jahr haltbar sein sollte.

32. Dill Gurken Pickle Bites

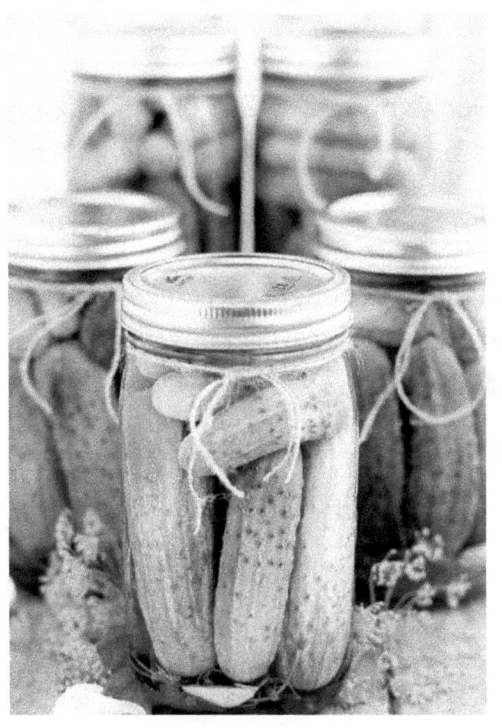

Ergibt etwa 4 Tassen

Zutaten:

- 1 große Gurke oder 2-3 Zitronengurken, in 2,5 bis 5 cm große Stücke geschnitten
- 2 bis 3 mittelgroße Zweige frischer Dill
- 3 Esslöffel unraffiniertes feines Meersalz oder 6 Esslöffel unraffiniertes grobes Meersalz
- 1 Quart (oder Liter) gefiltertes Wasser

Richtungen:

a) Legen Sie die Gurken in ein großes Einmachglas und streuen Sie dabei Dillzweige ein. Beschweren Sie die Gurken mit einem lebensmittelechten, sauberen Gewicht im Einmachglas.

b) Lösen Sie das Salz in einem Krug oder großen Messbecher im Wasser auf und rühren Sie es gegebenenfalls um, damit sich das Salz auflöst.

c) Gieße das Salzwasser über die Gurken, bis sie unter Wasser sind, und lasse oben etwas Platz, damit sich die Zutaten ausdehnen können.

d) Mit einem Deckel abdecken und fünf bis sieben Tage fermentieren lassen oder bis die Gurken die gewünschte Schärfe erreicht haben.

e) Entfernen Sie die Gewichte, setzen Sie die Abdeckung wieder auf und stellen Sie sie in den Kühlschrank, wo die Gurken sechs Monate bis zu einem Jahr haltbar sind.

33. Zucchini-Gurken

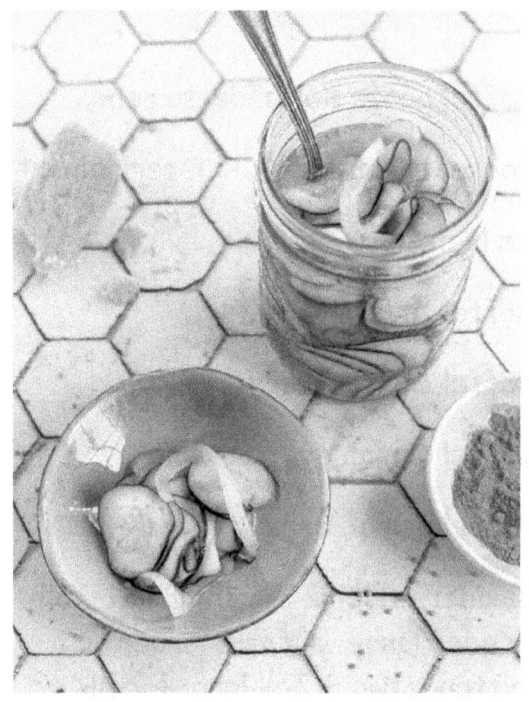

Ergibt ungefähr 8 Tassen

Zutaten:

- ½ Teelöffel ganze Koriandersamen
- ½ getrocknete Cayenne-Chili, zerkleinert
- 2 ganze Nelken
- ½ Teelöffel Anissamen
- ½ Teelöffel Senfkörner
- ½ Teelöffel gemahlene Kurkuma
- ¼ Teelöffel gemahlener Pfeffer
- 2 große oder 4 kleine Zucchini, in 1-Zoll-Stücke oder lange, dünne Stangen geschnitten, etwa 3 Zoll lang, ½ Zoll breit
- 3 Esslöffel unraffiniertes feines Meersalz oder 6 Esslöffel unraffiniertes grobes Meersalz
- 2 Liter (oder Liter) gefiltertes Wasser

Richtungen:

a) Kombinieren Sie Koriander, Chili, Nelken, Anis, Senf, Kurkuma und Pfeffer in einem kleinen bis mittelgroßen Topf. Fügen Sie die Zucchini hinzu und rühren Sie um, um zu kombinieren. Beschweren Sie die Zucchini mit sauberen, lebensmittelechten Gewichten oder einem Glas oder einer Schüssel mit Wasser.

b) Lösen Sie das Salz in einem Krug oder großen Messbecher im Wasser auf und rühren Sie es gegebenenfalls um, damit sich das Salz auflöst. Gießen Sie das Salzwasser in den Topf, bis die Zutaten untergetaucht sind, und lassen Sie oben ein paar Zentimeter Platz, damit sich die Zutaten ausdehnen können.

c) Mit einem Deckel oder einem Tuch abdecken und fünf bis sieben Tage gären lassen, oder bis es die gewünschte Schärfe erreicht hat. Entfernen Sie die Gewichte, verteilen Sie sie in Gläsern oder einer Schüssel, decken Sie sie ab und kühlen Sie sie ab, wo die Gurken sechs Monate bis ein Jahr halten sollten.

34. Taco Pickles

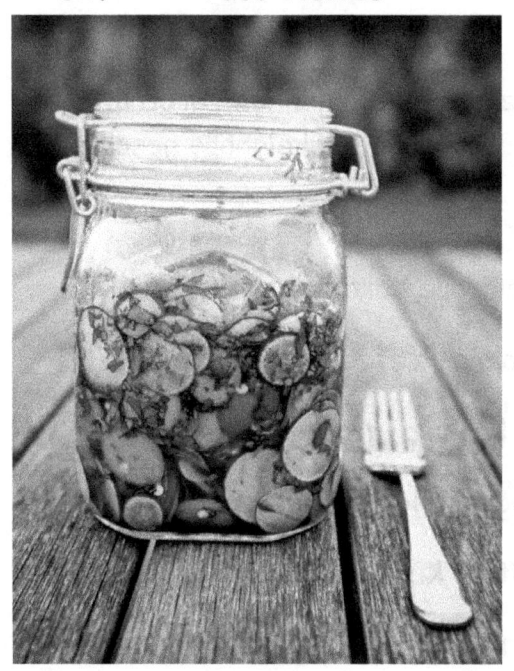

Ergibt etwa 1 Liter/Liter

Zutaten:

- ½ mittelgroßer Blumenkohl, grob in Stücke von etwa Nickelgröße geschnitten
- ¼ Kohl, grob gehackt
- 1 mittelgroße Karotte, grob gehackt
- ½ Jalapeño-Pfeffer, fein gehackt
- ¼ rote Paprika, grob gehackt
- ½ Stangensellerie, grob gehackt
- 1 Esslöffel Kurkumapulver
- 1 Quart (oder Liter) gefiltertes Wasser
- 3 Esslöffel unraffiniertes feines Meersalz oder 6 Esslöffel unraffiniertes grobes Meersalz

Richtungen:

a) Kombinieren Sie in einem kleinen bis mittelgroßen Topf Blumenkohl, Kohl, Karotte, Jalapeño, Paprika und Sellerie und schwenken Sie, bis sie gut vermischt sind.

b) Mischen Sie in einer kleinen Schüssel oder einem Krug Kurkumapulver, Wasser und Salz, bis sich das Meersalz aufgelöst hat. Gießen Sie die Salzwassermischung über das gehackte Gemüse, bis die Zutaten untergetaucht sind, und lassen Sie oben ein paar Zentimeter Platz, damit sich die Zutaten ausdehnen können. Beschweren Sie das Gemüse mit sauberen, lebensmittelechten Gewichten oder einem Glas oder einer Schüssel mit Wasser, um das Gemüse unter Wasser zu halten. Mit einem Deckel oder Tuch abdecken und fünf Tage gären lassen.

c) Entfernen Sie die Gewichte, füllen Sie das Gemüse und etwas Salzlake in Gläser oder eine Schüssel, decken Sie es ab und kühlen Sie es, wo es bis zu einem Jahr haltbar sein sollte.

35. Weißes Kimchi

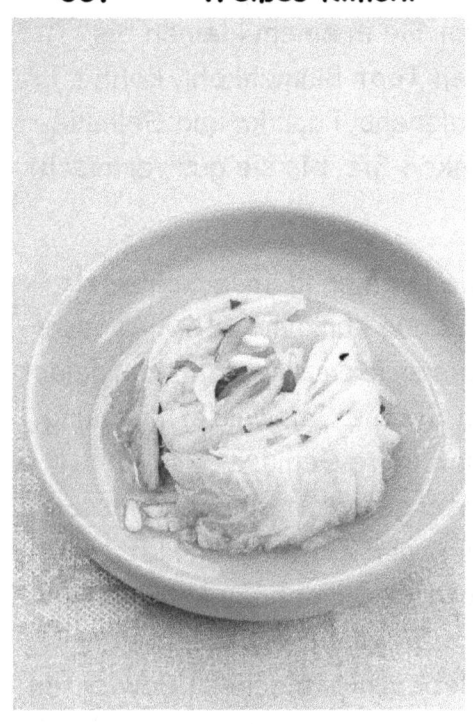

Ergibt etwa 4 Liter

Zutaten:

- 1 großer Napa-Kohl (ca. 2½ Pfund), geviertelt, Strunk entfernt und in 1-Zoll-Stücke geschnitten

- 1 große Karotte, in 2 Zoll lange Streifen geschnitten

- 1 großer schwarzer spanischer Rettich oder 3 rote Radieschen, in Julienne geschnitten

- 1 rote Paprika, entkernt, entkernt und in Julienne geschnitten

- 3 Zweige Frühlingszwiebel oder Schnittlauch, in 1-Zoll-Stücke geschnitten

- 2 Birnen (ich verwende rote Birnen, aber Sie können jede verfügbare Sorte verwenden), entstielt, entkernt und geviertelt

- 3 Knoblauchzehen, geschält

- ½ kleine Zwiebel, geviertelt

- 1-Zoll-Stück frischer Ingwer

- 3 Esslöffel unraffiniertes feines Meersalz oder 6 Esslöffel unraffiniertes grobes Meersalz
- 6 Tassen gefiltertes Wasser

Richtungen:

a) Kombinieren Sie in einer großen Schüssel Kohl, Karotten, Rettich, Paprika und Frühlingszwiebeln.

b) Birnen, Knoblauch, Zwiebel und Ingwer in einer Küchenmaschine mischen und zu einem Püree pürieren. Die Birnenmischung über das geschnittene Gemüse gießen. Fügen Sie das Salz hinzu und mischen Sie das gesamte Gemüse, bis es gleichmäßig mit dem Birnenpüree und dem Salz überzogen ist.

c) Die Gemüsemischung in einen großen Topf geben und das Wasser darüber gießen.

d) Legen Sie einen Teller, der in den Topf passt, um das Gemüse zu bedecken, und halten Sie es unter Wasser.

e) Stellen Sie lebensmittelechte Gewichte oder eine mit Wasser gefüllte Glasschüssel oder ein Gefäß auf den Teller, damit das Gemüse unter Wasser bleibt.

f) Mit einem Deckel abdecken und an einem kühlen, ungestörten Ort etwa eine Woche oder bis zum Erreichen der gewünschten Schärfe lagern.

g) In Gläser oder eine Schüssel umfüllen, abdecken und im Kühlschrank aufbewahren, wo das Kimchi bis zu einem Jahr haltbar sein sollte.

OBSTKULTUREN & ESSIG

36. Kultiviertes, würziges Pfirsich-Chutney

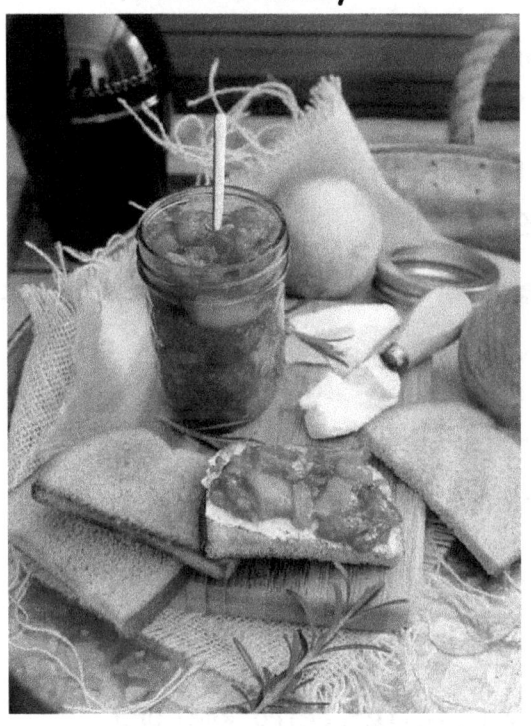

Ergibt ungefähr 2 bis 3 Tassen

Zutaten:

- ½ kleine Zwiebel, gehackt (ca ⅓ Tasse gehackt) und sautiert
- 2 mittelgroße Pfirsiche, entkernt und grob gehackt
- ½ Teelöffel unraffiniertes Meersalz
- Prise schwarzen Pfeffer
- ⅛ Teelöffel Nelken
- ¼ Teelöffel Kurkumapulver
- ½ Teelöffel gemahlener Koriander
- ½ Teelöffel Zimt
- 1 Cayennepfeffer, getrocknet und zerkleinert
- 3 Esslöffel Molke, 2 probiotische Kapseln oder ½ Teelöffel probiotisches Pulver

Richtungen:

a) Kombinieren Sie alle Zutaten in einer Schüssel; Wenn Sie probiotische Kapseln verwenden, leeren Sie den Inhalt in die Fruchtmischung und entsorgen Sie die leeren Kapselhüllen.

b) Rühren, bis alles gut vermischt ist. Gießen Sie die Mischung in ein Einmachglas mit einem halben Liter Deckel, decken Sie es ab und lassen Sie es etwa zwölf Stunden bei Raumtemperatur stehen.

c) Im Kühlschrank aufbewahren, wo es etwa vier Tage haltbar sein sollte.

37.   Süße Vanille-Pfirsiche

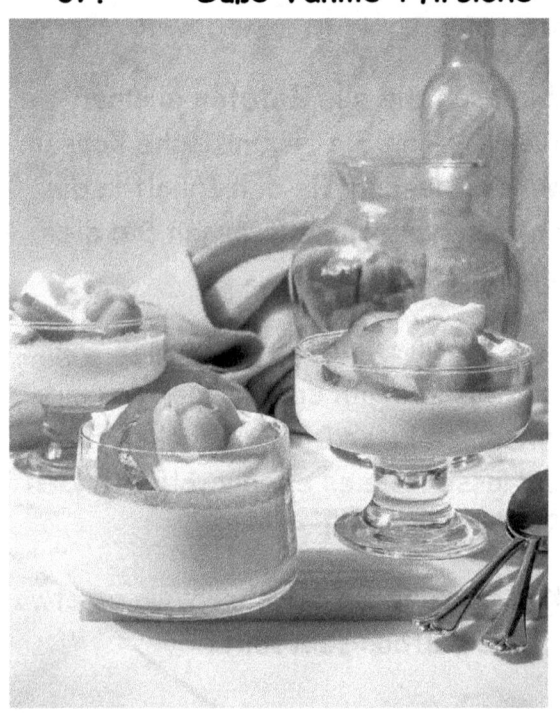

Ergibt ungefähr 5 Tassen

Zutaten:

- 5 mittelgroße Pfirsiche, entkernt und grob gehackt (ca. 5 Tassen gehackt)
- ½ Teelöffel Vanillepulver
- ½ Teelöffel Kardamompulver (optional)
- 1 EL reiner Ahornsirup
- 2 Esslöffel Molke

Richtungen:

a) In einer großen Schüssel alle Zutaten mischen und gut vermischen. Schaufeln Sie die Mischung in ein 1-Liter-Einmachglas, decken Sie sie ab und lassen Sie sie zwölf Stunden lang ruhen.

b) Im Kühlschrank aufbewahren, wo es vier Tage haltbar sein sollte.

38. Holzapfel-Essig

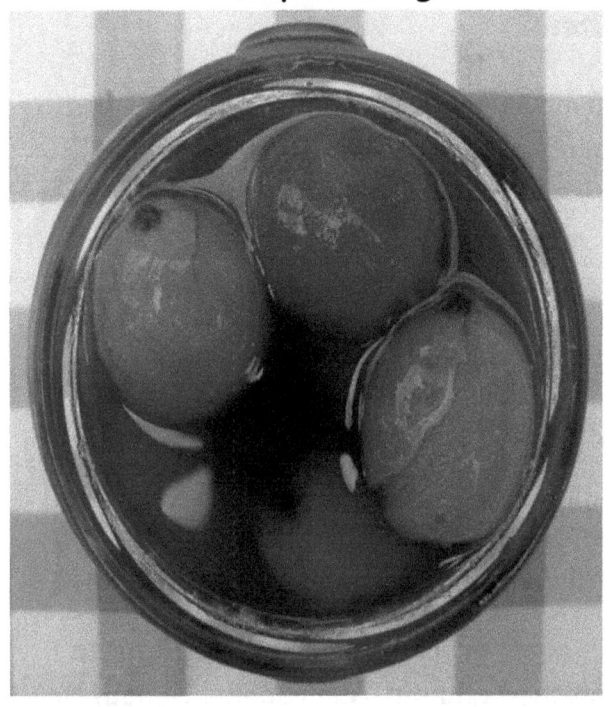

Ergibt etwa 1 Liter/Liter

Zutaten:

- ½ Tasse Kokoszucker
- 1 Quart (oder Liter) gefiltertes Wasser
- Etwa 2 Pfund Holzäpfel

Richtungen:

a) Mischen Sie in einem Krug oder großen Messbecher Zucker und Wasser und rühren Sie gegebenenfalls um, damit sich der Zucker auflöst.

b) Legen Sie die Holzäpfel in ein gründlich gereinigtes 1-Liter-Glas mit einer weiten Öffnung und lassen Sie etwa 1 Zoll am oberen Rand des Glases. Gießen Sie die Zucker-Wasser-Lösung über die Holzäpfel und lassen Sie etwa ¾ Zoll an der Oberseite des Glases. Die Holzäpfel werden nach oben schwimmen und einige werden nicht untergetaucht, aber das ist in Ordnung.

c) Decken Sie die Öffnung mit ein paar Lagen sauberem Käsetuch ab und befestigen Sie ein elastisches Band um die Öffnung des Glases oder Topfes, um das Käsetuch an Ort und Stelle zu halten.

d) Entferne jeden Tag das Käsetuch und rühre um, um die Holzäpfel mit der Zucker-Wasser-Lösung zu bedecken, und decke sie wieder mit dem Käsetuch ab, wenn du fertig bist. Dies muss jeden Tag erfolgen, damit die Äpfel während des Fermentationsprozesses nicht schimmeln.

e) Nach zwei Wochen die Holzäpfel abseihen und dabei die Flüssigkeit auffangen; Sie können die Holzäpfel zu Ihrem Kompost hinzufügen. Gießen Sie die Flüssigkeit in eine Flasche und verschließen Sie sie mit einem dicht schließenden Deckel oder Korken. Der Essig ist etwa ein Jahr haltbar.

39. Apfelessig

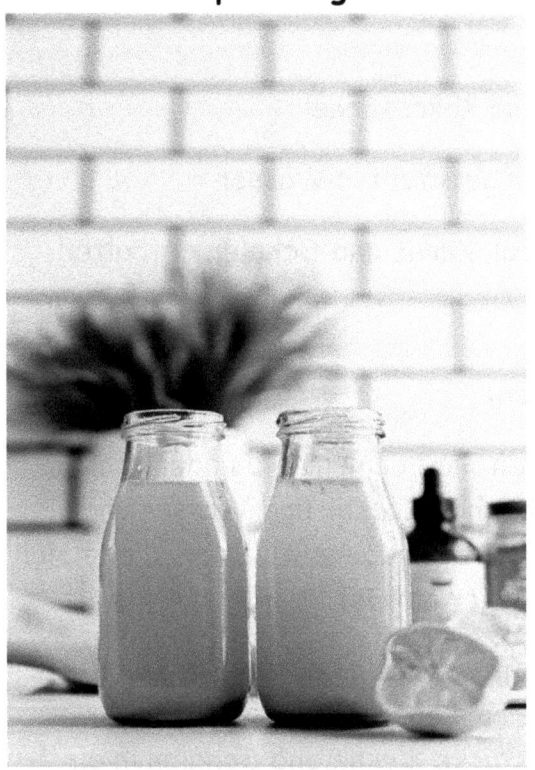

Ergibt etwa ½ bis 1 Quart/Liter

Zutaten:

- ½ Tasse Kokoszucker
- 1 Liter gefiltertes Wasser
- 4 Äpfel, Kerne und Schalen enthalten

Richtungen:

a) Mischen Sie in einem Krug oder großen Messbecher Zucker und Wasser und rühren Sie gegebenenfalls um, damit sich der Zucker auflöst.

b) Die Äpfel vierteln und dann jedes Stück halbieren. Legen Sie die enthaltenen Apfelstücke, Kerne und Schalen in ein 1- bis 2-Liter-Glas oder einen Topf und lassen Sie etwa 1 bis 2 Zoll am oberen Rand des Glases.

c) Gießen Sie die Zucker-Wasser-Lösung über die Äpfel und lassen Sie etwa ¾ Zoll an der Oberseite des Glases. Die Äpfel werden nach oben schwimmen und einige werden nicht untergetaucht, aber das ist in Ordnung.

d) Decken Sie die Öffnung mit ein paar Lagen sauberem Käsetuch ab und befestigen Sie ein elastisches Band um die Öffnung des Glases oder Topfes, um das Käsetuch an Ort und Stelle zu halten.

e) Entfernen Sie jeden Tag das Käsetuch und rühren Sie um, um die Äpfel mit der Zucker-Wasser-Lösung zu bedecken, und bedecken Sie sie wieder mit dem Käsetuch, wenn Sie fertig sind. Sie müssen jeden Tag dafür sorgen, dass die Äpfel während des Fermentationsprozesses nicht schimmeln.

f) Nach zwei Wochen die Äpfel abseihen und dabei die Flüssigkeit auffangen; Sie können die Äpfel zu Ihrem Kompost hinzufügen. Gießen Sie die Flüssigkeit in eine Flasche und verschließen Sie sie mit einem dicht schließenden Deckel oder Korken. Der Essig ist etwa ein Jahr haltbar.

g) Drücken Sie sie durch einen elektrischen Entsafter, um Apfelsaft herzustellen. Wenn Sie keinen Entsafter haben, schneiden Sie die Äpfel einfach in Viertel und pürieren Sie sie in einer Küchenmaschine

h) Dann das Apfelmark durch ein mit Musselin ausgekleidetes Sieb oder einen Musselinbeutel schieben, um die Fasern aus dem Saft zu entfernen.

i) Gießen Sie den Saft ohne Deckel in saubere, dunkle Glaskrüge oder Flaschen. Decken Sie die Oberseiten mit ein paar Lagen Käsetuch ab und halten Sie sie mit einem Gummiband fest.

j) Bewahren Sie die Flaschen oder Gläser drei Wochen bis sechs Monate lang an einem kühlen, dunklen Ort auf.

40. Ananas-Essig

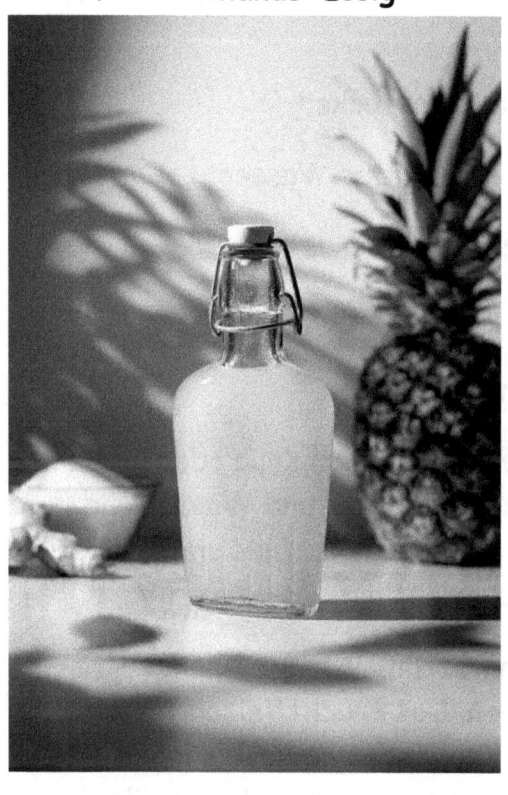

Ergibt etwa ½ bis 1 Quart/Liter

Zutaten:

- ½ Tasse Kokoszucker
- 1 Liter gefiltertes Wasser
- 1 mittelgroße Ananas

Richtungen:

a) Mischen Sie in einem Krug oder großen Messbecher Zucker und Wasser und rühren Sie gegebenenfalls um, damit sich der Zucker auflöst.

b) Haut und Strunk von der Ananas entfernen. Das Fruchtfleisch für eine andere Verwendung beiseite legen. Haut und Strunk grob hacken. Legen Sie die Ananasreste in ein 1- bis 2-Liter-Glas oder einen Topf und lassen Sie etwa 1 bis 2 Zoll am oberen Rand des Glases.

c) Gießen Sie die Zucker-Wasser-Lösung über die Schalen und den Kern der Ananas und lassen Sie etwa ¾ Zoll am oberen Rand des Glases. Die Stücke werden nach oben schwimmen und einige werden nicht untergetaucht, aber das ist in Ordnung.

d) Decken Sie die Öffnung mit ein paar Lagen sauberem Käsetuch ab und befestigen Sie ein elastisches Band um die Öffnung des Glases oder Topfes, um das Käsetuch an Ort und Stelle zu halten.

e) Entferne jeden Tag das Käsetuch und rühre um, um die Ananasstücke mit der Zucker-Wasser-Lösung zu bedecken. Sie müssen jeden Tag dafür sorgen, dass die Ananasstücke während des Fermentationsprozesses nicht schimmeln.

f) Nach zwei Wochen die Ananasstücke abseihen und dabei die Flüssigkeit auffangen; Sie können die Ananas zu Ihrem Kompost hinzufügen. Gießen Sie die Flüssigkeit in eine Flasche und verschließen Sie sie mit einem dicht schließenden Deckel oder Korken. Der Essig ist etwa ein Jahr haltbar.

KULTURGETRÄNKE

41. Veganer Kefir

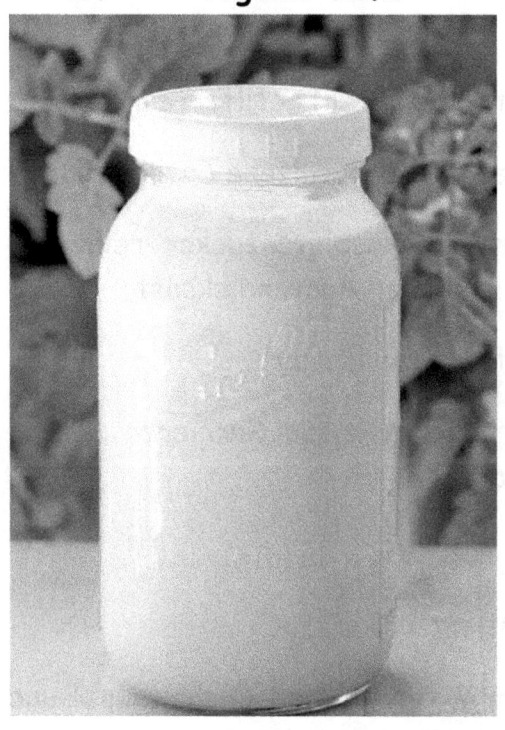

Ergibt etwa 1 Liter/Liter

Zutaten:

- 1 Quart (oder Liter) gefiltertes Wasser
- ½ Tasse rohe, ungesalzene Cashewnüsse
- 1 Teelöffel Kokosblütenzucker, reiner Ahornsirup oder Agavendicksaft
- 1 Esslöffel Kefirkörner
- Mandarinenstücke zum Garnieren (optional)

Richtungen:

a) In einem Mixer Wasser, Cashewnüsse und Kokosblütenzucker (oder Ahornsirup oder Agavendicksaft) mixen, bis es glatt und cremig ist.

b) Gieße die Cashewmilch in ein 1½- bis 2-Liter-Glas und achte darauf, dass es weniger als $^2/_3$ voll ist. Fügen Sie die Kefirkörner hinzu, rühren Sie um und setzen Sie den Deckel auf das Glas.

c) Lassen Sie das Glas vierundzwanzig bis achtundvierzig Stunden bei Raumtemperatur stehen und bewegen Sie es regelmäßig vorsichtig. Die Cashewmilch wird etwas sprudelnd, dann beginnt sie zu gerinnen und sich zu trennen; schütteln Sie es einfach, um den Kefir neu zu mischen, oder schöpfen Sie den dickeren Quark heraus und verwenden Sie ihn wie Weichkäse oder Sauerrahm.

d) Bis zu einer Woche im Kühlschrank lagern. Wenn Sie bereit sind, den Kefir zu servieren, gießen Sie ihn in ein Glas und garnieren Sie den Rand des Glases, falls gewünscht, mit Mandarinenstücken.

42. Schwarzer Tee Kombucha

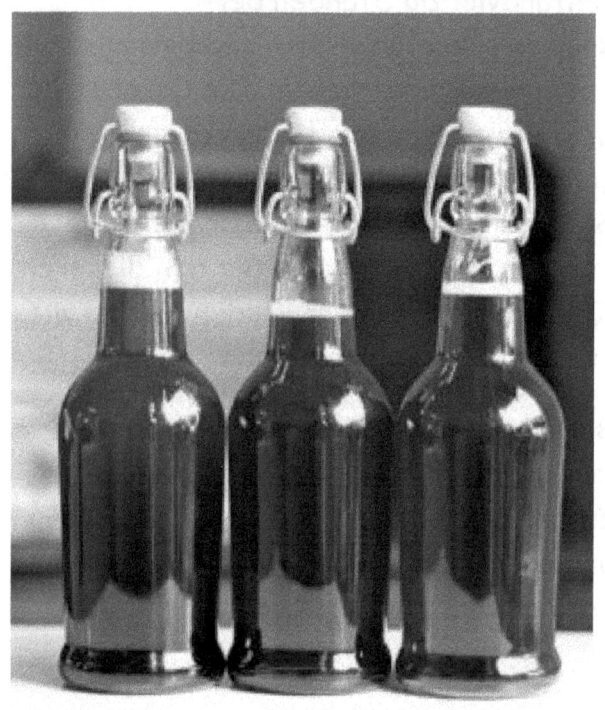

Macht etwa 3½ Liter/Liter

Zutaten:

- 4 Liter (oder Liter) gefiltertes Wasser
- 1 Tasse unraffinierter Zucker
- 4 Beutel Schwarztee oder 4 gehäufte Teelöffel loser Tee
- 1 Kombucha-Starterkultur

Richtungen:

a) In einem großen Edelstahltopf das Wasser zum Kochen bringen, den Zucker hinzufügen und umrühren, bis sich der Zucker vollständig aufgelöst hat.

b) Fügen Sie die schwarzen Teebeutel oder den losen Tee hinzu und kochen Sie weitere 10 Minuten, um alle unerwünschten Mikroben abzutöten, die sich möglicherweise auf den Teebeuteln befinden.

c) Schalten Sie die Hitze aus und lassen Sie den Tee 15 Minuten ziehen; Teebeutel entfernen.

d) Lassen Sie den Tee auf Raumtemperatur oder leicht lauwarme Temperatur abkühlen; es sollte nicht wärmer als etwa 70°F oder 21°C sein, um sicherzustellen, dass die Kombucha-Kultur nicht beschädigt wird.

e) Gießen Sie den aufgebrühten Tee in einen großen Keramiktopf oder einen weithalsigen Wasserkrug aus Glas, wie er zum Beispiel für Eistee verwendet wird.

f) Fügen Sie dem Tee die Kombucha-Starterkultur zusammen mit dem dazugehörigen Tee hinzu.

g) Bedecken Sie die Oberseite des Topfes oder Krugs mit einem sauberen Stück Leinen oder Baumwolle (vermeiden Sie die Verwendung eines Käsetuchs, da es zu porös ist) und befestigen Sie ein elastisches Band um den Rand, um das Tuch an Ort und Stelle zu halten; Alternativ können Sie Klebeband um die Kante herum verwenden, um das Tuch an Ort und Stelle zu halten und sicherzustellen, dass das Tuch nicht in den Topf oder Krug fällt.

h) Stellen Sie den Topf oder Krug an einen ruhigen Ort mit Belüftung, in einen warmen, aber nicht sonnenbeschienenen Bereich, wo er nicht gestört wird.

i) Der ideale Temperaturbereich für die Gärung beträgt 73 bis 82°F oder 23 bis 28°C. Sobald Sie einen Platz dafür gefunden haben, bewegen Sie den Topf oder Krug nicht, während das Kombucha gärt, da dies den Kultivierungsprozess beeinträchtigen kann.

j) Warte etwa fünf bis sechs Tage, um deinen Kombucha zu ernten. Überprüfen Sie zuerst den Geschmack: Wenn es süßer ist, als Sie möchten, lassen Sie es noch ein oder zwei Tage gären. Wenn es einen Essiggeschmack hat, müssen Sie möglicherweise zukünftige Chargen nach einer kürzeren Gärungszeit abfüllen; Es ist immer noch gut zu trinken, aber Sie müssen es möglicherweise mit Wasser verdünnen, wenn Sie es trinken, um eine Reizung Ihres Halses oder Magens zu vermeiden.

k) Gießen Sie alles bis auf etwa 2 Tassen Ihres fermentierten Kombucha in ein Glasgefäß, einen Behälter mit Deckel oder mehrere wiederverschließbare Einweggläser (altmodische Limonadenflaschen mit Klappdeckel funktionieren gut), decken Sie es ab und lagern Sie es es in den Kühlschrank.

43. Afrikanischer roter Tee Kombucha

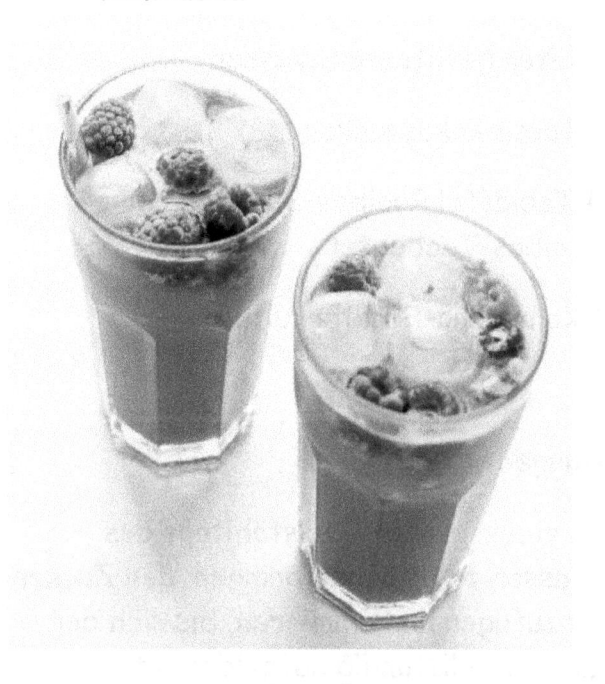

Macht etwa 3½ Liter/Liter

Zutaten:

- 4 Liter gefiltertes Wasser
- 1 Tasse Kokoszucker
- 4 Teelöffel Rooibos-Blatttee oder 4 Rooibos-Teebeutel
- 1 Kombucha-Starterkultur

Richtungen:

a) In einem großen Edelstahltopf das Wasser zum Kochen bringen, den Zucker hinzufügen und umrühren, bis sich der Zucker vollständig aufgelöst hat.

b) Fügen Sie die Rooibos-Teebeutel oder losen Tee hinzu und kochen Sie weitere 10 Minuten, um alle unerwünschten Mikroben abzutöten, die sich möglicherweise auf den Teebeuteln befinden. Schalten Sie die Hitze aus und lassen Sie den Tee 15 Minuten ziehen; Teebeutel entfernen.

c) Lassen Sie den Tee auf Zimmertemperatur oder leicht lauwarme Temperatur abkühlen; es sollte nicht wärmer als etwa 70°F oder 21°C sein, um sicherzustellen, dass die Kombucha-Kultur nicht beschädigt wird.

d) Gießen Sie den aufgebrühten Tee durch ein feinmaschiges Sieb in einen großen Keramiktopf oder einen weithalsigen Wasserkrug aus Glas, um lose Teeblätter (falls verwendet) zu entfernen.

e) Fügen Sie dem Tee die Kombucha-Starterkultur zusammen mit dem Tee hinzu, mit dem sie geliefert wurde. Bedecken Sie die Oberseite des Topfes oder Krugs mit einem sauberen Stück Leinen oder Baumwolle (vermeiden Sie die Verwendung eines Käsetuchs, da es zu porös ist) und befestigen Sie ein elastisches Band um den Rand, um das Tuch an Ort und Stelle zu halten; Alternativ können Sie Klebeband um die Kante herum verwenden, um das Tuch an Ort und Stelle zu halten und sicherzustellen, dass das Tuch nicht in den Topf oder Krug fällt.

f) Stellen Sie den Topf oder Krug an einen ruhigen Ort mit Belüftung, in einen warmen, aber nicht sonnenbeschienenen Bereich, wo er nicht gestört wird. Der ideale Temperaturbereich für die Gärung beträgt 73 bis 82°F oder 23 bis 28°C. Sobald Sie einen Platz dafür gefunden haben, bewegen Sie den Topf oder Krug nicht, während das Kombucha gärt, da dies den Kultivierungsprozess beeinträchtigen kann.

g) Warte etwa fünf bis sechs Tage, um deinen Kombucha zu ernten. Überprüfen Sie zuerst den Geschmack: Wenn es süßer ist, als Sie möchten, lassen Sie es noch ein oder zwei Tage gären. Wenn es einen Essiggeschmack hat, müssen Sie zukünftige Chargen möglicherweise nach kürzerer Zeit abfüllen; Es ist immer noch gut zu trinken, aber Sie müssen es möglicherweise mit Wasser verdünnen, wenn Sie es trinken, um eine Reizung Ihres Halses oder Magens zu vermeiden.

h) Gießen Sie alles bis auf etwa 2 Tassen Ihres fermentierten Kombucha in ein Glasgefäß oder einen Behälter mit Deckel oder mehrere wiederverschließbare Einweggläser (altmodische Limonadenflaschen mit Klappdeckel funktionieren gut), decken Sie es ab und bewahren Sie es auf im Kühlschrank.

i) Um die Spritzigkeit zu erhöhen, fügen Sie eine Prise Zucker hinzu und warten Sie noch ein oder zwei Tage, um sie zu trinken. Wenn Sie es länger als eine Woche aufbewahren, müssen Sie möglicherweise den Deckel im Kühlschrank lösen, damit Gase entweichen können und das Glas nicht durch den möglicherweise auftretenden Überdruck über längere Zeit zerbricht.

44.   Kultivierte Bloody Mary

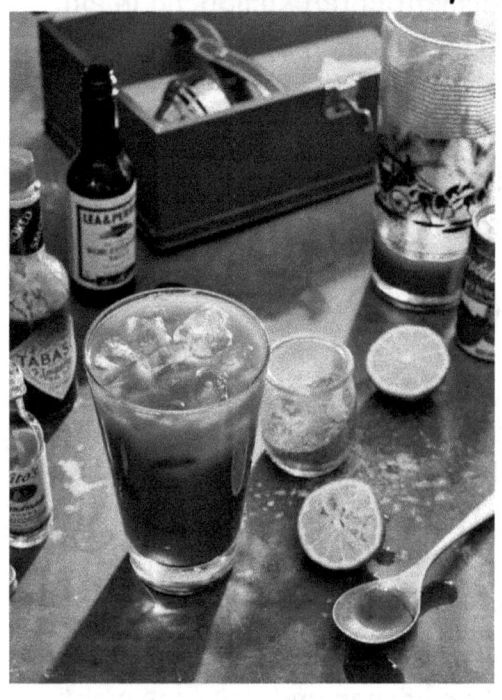

Ergibt etwa 2 Tassen

Zutaten:

- 4 mittelgroße Tomaten
- Saft von ½ Limette
- ⅓ Tasse Sole aus Kimchi, Sauerkraut oder Essiggurken
- Dash unraffiniertes Meersalz
- Prise Pfeffer
- 1 Stange Sellerie (optional, zum Garnieren)

Richtungen:

a) In einem Mixer alle Zutaten außer dem Sellerie mischen und pürieren, bis es glatt ist.

b) Gießen Sie die Mischung in eine abgedeckte Glasschale und lassen Sie sie je nach Wunsch zwei bis zwölf Stunden gären; längere Fermentationszeiten ergeben ein würzigeres Getränk.

c) Nach Belieben mit Sellerie garnieren und sofort servieren.

d) Bewahren Sie Reste bis zu drei Tage in einem Glas im Kühlschrank auf.

FERMENTIERTE DESSERTS

45.   Tzatziki

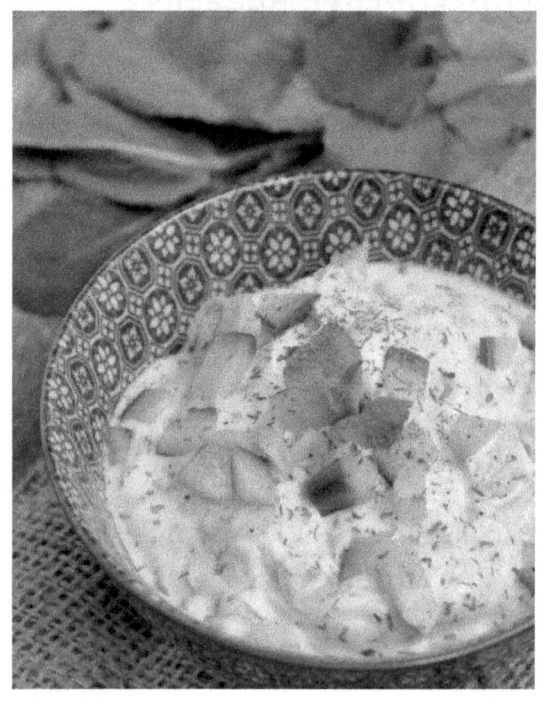

Ergibt etwa 1½ bis 2 Tassen

Zutaten:

- 1 Tasse rohe, ungesalzene Cashewnüsse
- ½ Tasse gefiltertes Wasser
- 1 probiotische Kapsel oder ¼ Teelöffel probiotisches Pulver
- Saft von 1 Zitrone
- 1 Knoblauchzehe, gehackt
- 2 Esslöffel gehackte Zwiebel
- 1 Teelöffel unraffiniertes Meersalz
- Ein 3-Zoll-Stück einer mittelgroßen Gurke

Richtungen:

a) Mischen Sie in einer kleinen bis mittelgroßen Glasschüssel die Cashewnüsse und das Wasser. Leeren Sie den Inhalt der probiotischen Kapsel (entsorgen Sie die leere Kapselhülle) oder das probiotische Pulver in die Cashew-Mischung und rühren Sie um, um zu kombinieren. Abdecken und für 24 Stunden beiseite stellen.

b) In einem Mixer die Cashew-Mischung mit Zitronensaft, Knoblauch, Zwiebel und Salz mischen und glatt und cremig pürieren; die Mischung zurück in die Schüssel geben. Reiben Sie die Gurke, fügen Sie sie der Cashew-Mischung hinzu und rühren Sie, bis sie sich verbunden hat. Zugedeckt im Kühlschrank bis zu drei Tage lagern.

c) Zum Servieren nach Belieben mit Gurkenscheiben und/oder -splittern garnieren.

46. Cremiger französischer Zwiebeldip

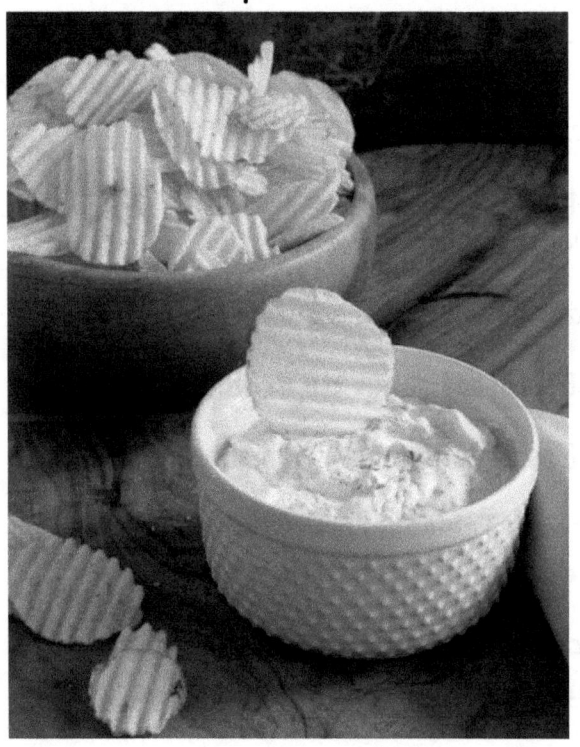

Ergibt etwa 2½ Tassen

Zutaten:

- 2 Tassen rohe, ungesalzene Cashewnüsse
- 1½ Tassen gefiltertes Wasser
- 2 probiotische Kapseln oder ½ Teelöffel probiotisches Pulver
- Saft von ½ Zitrone
- 2 Esslöffel gehackte Frühlingszwiebeln
- 2 Esslöffel gehackte frische Petersilie
- Etwa 1 Teelöffel unraffiniertes Meersalz oder nach Geschmack
- Schnittlauch oder Frühlingszwiebeln zum Garnieren (optional)

Richtungen:

a) Mischen Sie in einer kleinen bis mittelgroßen Glasschüssel die Cashewnüsse und das Wasser.

b) Leeren Sie den Inhalt der probiotischen Kapseln (entsorgen Sie die leeren Kapselhüllen) oder das probiotische Pulver in die Cashewnüsse und rühren Sie um, um zu mischen.

c) Decken Sie die Mischung ab und lassen Sie sie 24 bis 48 Stunden kultivieren.

d) Zum Servieren nach Belieben mit Schnittlauch oder Frühlingszwiebeln garnieren.

47. Grüner Salat mit Pfirsichen & Chèvre

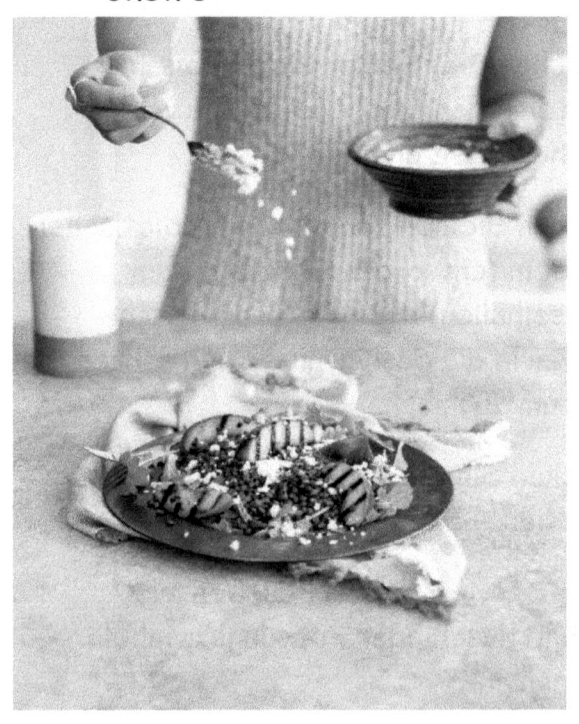

Für 2 bis 4 Personen

Zutaten:

Salat

- 1 kleine Packung gemischtes Grün
- 2 bis 3 frische Pfirsiche, entsteint und halbiert
- 1 Esslöffel natives Olivenöl extra
- 1 Zoll runder Chèvre

Dressing

- ¾ Tasse natives Olivenöl extra
- ⅓ Tasse Apfelessig
- ½ Teelöffel unraffiniertes Meersalz
- ½ Teelöffel getrocknetes Basilikum
- ½ Teelöffel getrockneter Thymian
- 1 Teelöffel reiner Ahornsirup oder Agavendicksaft

Heizen Sie Ihren Grill auf 300 bis 350°F vor oder erhitzen Sie eine gusseiserne Grillpfanne auf Ihrem Herd bei niedriger bis mittlerer Hitze.

Das Mesclun-Gemüse waschen und trocknen und in eine große Schüssel geben; beiseite legen.

Die Pfirsichhälften mit Olivenöl bestreichen und mit der flachen Seite nach unten auf den Grill oder die Grillpfanne legen. Etwa 3 Minuten grillen oder bis die Pfirsiche weich, aber nicht matschig sind. Nimm die Pfirsiche vom Grill, schalte die Hitze ab und stelle sie beiseite.

Den Chèvre in Scheiben schneiden und beiseite stellen.

Alle Zutaten für das Dressing in einem Mixer mischen und glatt pürieren. Gießen Sie die gewünschte Menge Dressing über das gemischte Blattgemüse und schwenken Sie den Salat, bis er gut bedeckt ist. Bewahren Sie übrig gebliebenes Dressing bis zu einer Woche in einem verschlossenen Glas auf.

Den Salat mit Chèvre-Scheiben und gegrillten Pfirsichhälften garnieren und in großen Schalen oder auf Tellern anrichten.

48. Kokos-Frischkäse

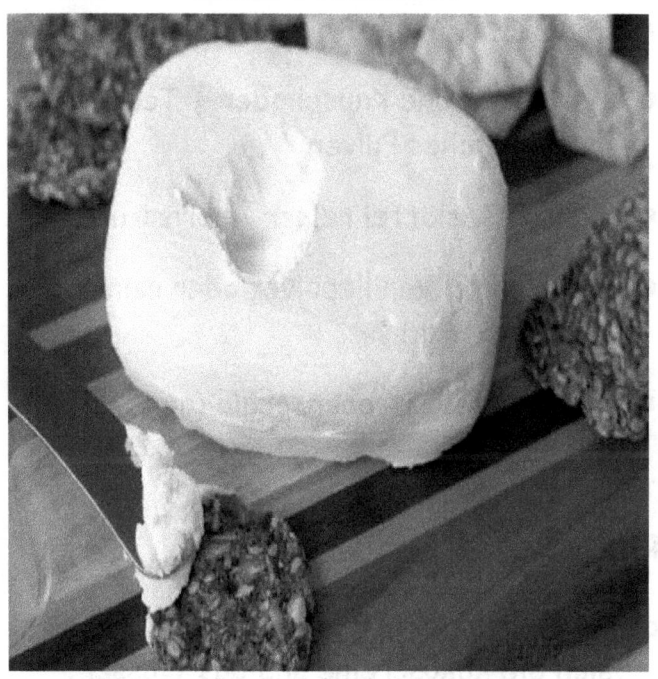

Zutaten:

- Eine 13,5-Unzen-Dose Kokosmilch
- 1 probiotische Kapsel oder ¼ Teelöffel probiotisches Pulver
- 1 bis 2 Teelöffel reiner Ahornsirup
- 1 Teelöffel Vanillepulver oder reiner Vanilleextrakt
- 1 Teelöffel Zitronenschale (optional)

Richtungen:

a) Öffnen Sie die Dose Kokosmilch. Wenn sich die Kokoscreme und das Wasser bereits getrennt haben, schöpfen Sie die dicke Creme in eine kleine Schüssel.

b) Wenn es sich nicht getrennt hat, mischen Sie einfach in einer kleinen Schüssel sowohl die Kokoscreme als auch das Kokoswasser, bis sie glatt sind.

c) Fügen Sie den Inhalt der probiotischen Kapsel (Entsorgen der leeren Kapselhülle) oder des probiotischen Pulvers hinzu und mischen Sie alles zusammen.

d) Decken Sie es mit einem Deckel oder Tuch ab und lassen Sie es acht bis zehn Stunden ungestört in einer warmen Umgebung stehen (ungefähr 110 bis 115°F oder 43 bis 46°C, aber machen Sie sich keine Sorgen, wenn es nicht ganz in diesem Bereich liegt).

e) Nach der Kultivierung mindestens ein bis zwei Stunden im Kühlschrank aufbewahren. Wenn sich Kokoscreme und Wasser getrennt haben, die eingedickte Kokoscreme zur Verwendung abschöpfen.

f) Fügen Sie den Ahornsirup, Vanillepulver oder -extrakt und, falls gewünscht, Zitronenschale hinzu. Zusammen rühren, bis es glatt ist. Sofort als Glasur für Kuchen, Cupcakes oder andere Backwaren verwenden.

g) Zugedeckt im Kühlschrank etwa eine Woche haltbar.

49. Birnen-Crêpes mit Macadamia-Käse

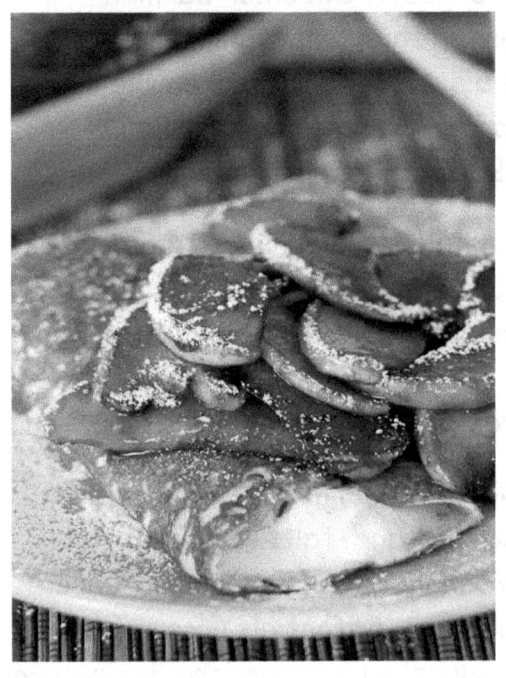

Ergibt 8 große Crêpes

Zutaten:

Crepes

- 2 Esslöffel Olivenöl, plus mehr zum Einölen der Bratpfanne
- 1½ Tassen glutenfreies Allzweckmehl (ich verwende Bob's Red Mill xanthanfreies Mehl)
- 1¼ Tassen Mandelmilch
- 2 Esslöffel fein gemahlene Leinsamen in 6 Esslöffel Wasser geschlagen
- 1 Teelöffel Backpulver
- Prise unraffiniertes Meersalz
- Kardamom-Birnen-Topping
- 4 mittelgroße Birnen, entkernt und in Scheiben geschnitten
- Gemahlenen Kardamom pürieren
- ½ Tasse gefiltertes Wasser, geteilt
- 2 Esslöffel Bio-Rohrzucker
- 1 Esslöffel Tapiokamehl

Frischkäse-Topping

- Macadamia-Frischkäse

Richtungen:

a) Für den Crêpe-Teig in einer großen Schüssel 2 Esslöffel Öl, Mehl, Mandelmilch, Leinsamen-Wasser-Mischung, Natron und Salz mischen; zusammen schlagen.

b) Fügen Sie in einer großen Bratpfanne bei mittlerer Hitze genug Öl hinzu, um den gesamten Boden der Pfanne einzufetten, und gießen Sie genug Crêpe-Teig, um die Pfanne dünn zu bedecken. Etwa 1 Minute kochen lassen oder bis die Blasen verschwinden, dann wenden. Mit dem restlichen Teig wiederholen, bis der Teig aufgebraucht ist.

c) Für den Belag in einer mittelgroßen Bratpfanne bei niedriger bis mittlerer Hitze die Birnen, den Kardamom und $\frac{1}{4}$ Tasse Wasser hinzufügen. Kochen Sie für etwa 5 Minuten oder bis die Birnen leicht weich sind. Mischen Sie in einer kleinen Glasschüssel die restlichen $\frac{1}{4}$ Tasse Wasser, Zucker und Tapioka, bis sie gut vermischt sind.

d) Die Zucker-Tapioka-Mischung unter ständigem Rühren zu den Birnen geben. Eine weitere Minute kochen lassen oder bis die Sauce eingedickt ist.

e) Jede Crêpe mit $\frac{1}{8}$ der Birnenmischung und $\frac{1}{8}$ des Macadamia-Frischkäses belegen. Sofort servieren.

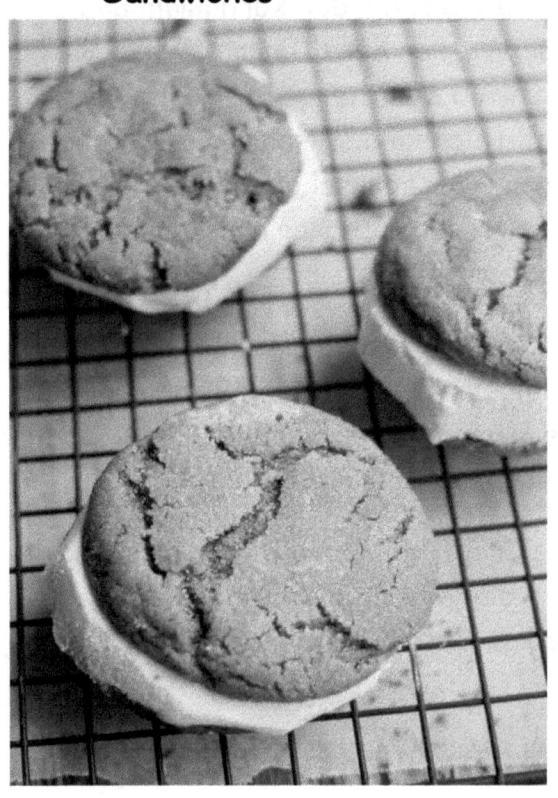

50. Lebkuchenplätzchen-Eiscreme-Sandwiches

Ergibt etwa 24 Kekse oder 12 Eiscreme-Sandwiches

Zutaten:

- ½ Tasse Kokosöl
- ½ Tasse Kokoszucker
- ¼ Tasse Melasse
- 1 Esslöffel fein gemahlene Leinsamen in 3 Esslöffel Wasser geschlagen
- 1 Tasse braunes Reismehl
- 1 Tasse Hirsemehl
- 1½ Teelöffel Backpulver
- 2 Teelöffel gemahlener Ingwer
- 1 Teelöffel gemahlener Zimt
- ¼ Teelöffel gemahlene Muskatnuss
- Kultiviertes Vanilleeis

Richtungen:

a) Heizen Sie Ihren Ofen auf 350°F vor.

b) Öl und Zucker in einem Mixer mischen und mit dem Mischen beginnen. Während sie noch pürieren, fügen Sie Melasse, Leinsamen-Wasser-Mischung, braunes Reismehl, Hirsemehl, Backpulver, Ingwer, Zimt und Muskatnuss hinzu und mischen Sie weiter, bis die Mischung einen weichen, geschmeidigen Teig bildet.

c) Den Teig zu Kugeln mit einem Durchmesser von etwa $1\frac{1}{2}$ Zoll oder der Größe einer Walnuss formen. Drücken Sie sie fest mit der Handfläche auf ein mit Pergament ausgelegtes Backblech, um 2-Zoll-Scheiben zu bilden, und lassen Sie Platz zwischen den Keksen, damit sie sich ausbreiten können. 8 Minuten backen oder bis sie fest, aber nicht hart sind. Auf Gitterrosten abkühlen lassen.

d) Sobald die Lebkuchenplätzchen abgekühlt sind, löffeln Sie die kultivierte Vanilleeiscreme auf einen der Kekse und drücken Sie einen anderen Keks darauf, um ein Sandwich zu bilden. Wiederholen Sie dies für die restlichen Kekse. Einfrieren oder sofort servieren. Wenn Sie frieren, lassen Sie die Eiscreme-Sandwiches vor dem Servieren etwa 10 Minuten lang bei Raumtemperatur ruhen.

51.   Kultiviertes Vanilleeis

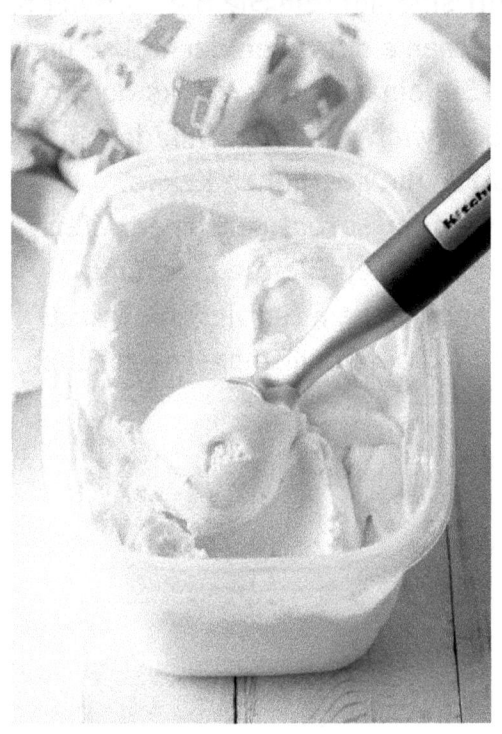

Zutaten:

- 1 Tasse rohe, ungesalzene Cashewnüsse
- 2 Tassen Mandelmilch
- 1 probiotische Kapsel oder ¼ Teelöffel probiotisches Pulver
- 5 große frische Medjool-Datteln, entkernt
- 1 Teelöffel Vanillepulver

Richtungen:

a) Kombinieren Sie in einer kleinen Schüssel die Cashewnüsse und 1 Tasse Milch; fügen Sie den Inhalt der probiotischen Kapsel (entsorgen Sie die leere Kapselhülle) oder das probiotische Pulver hinzu und mischen Sie gut.

b) Zudecken und je nach Geschmack acht bis zwölf Stunden ruhen lassen; längere Fermentationszeiten erzeugen einen würzigeren Geschmack.

c) In einem Mixer die Cashew-Mischung, Datteln und Vanillepulver mischen und glatt rühren. Gießen Sie es in eine Eismaschine und befolgen Sie die Anweisungen des Herstellers, um es zu Eiscreme zu verarbeiten (normalerweise 20 bis 25 Minuten).

52. Kürbiskuchen-Eis

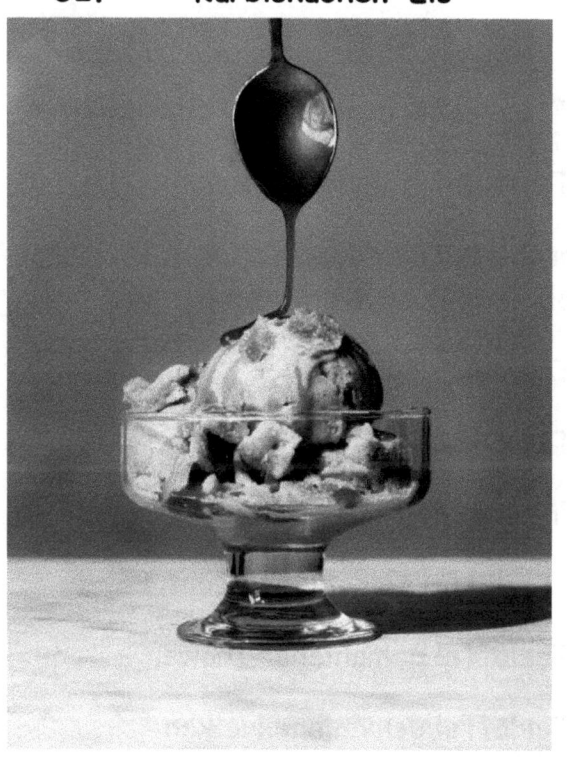

Ergibt etwa 1 Liter/Liter

Zutaten:

- $\frac{1}{2}$ Tasse rohe, ungesalzene Cashewnüsse
- $\frac{1}{4}$ Tasse gefiltertes Wasser
- 2 probiotische Kapseln oder $\frac{1}{2}$ Teelöffel probiotisches Pulver
- 2 Tassen Mandelmilch
- 2 Tassen gekochter Kürbis
- 7 frische Medjool-Datteln, entkernt
- $1\frac{1}{2}$ Teelöffel gemahlener Zimt
- $\frac{1}{2}$ Teelöffel gemahlener Ingwer
- $\frac{1}{2}$ Teelöffel gemahlene Nelken
- $\frac{1}{8}$ Teelöffel Muskatnuss

Richtungen:

a) Mischen Sie in einer kleinen Schüssel die Cashewnüsse und das Wasser; fügen Sie den Inhalt der probiotischen Kapsel (entsorgen Sie die leere Kapselhülle) oder das probiotische Pulver hinzu und mischen Sie gut. Abdecken und zwölf Stunden ruhen lassen.

b) In einem Mixer die Cashew-Mischung mit Milch, Kürbis, Datteln, Zimt, Ingwer mischen. Nelken und Muskatnuss, und mischen, bis die Mischung glatt ist. Gießen Sie es in eine Eismaschine und befolgen Sie die Anweisungen des Herstellers. Sofort servieren.

53.   Schwarzkirsch-Eis

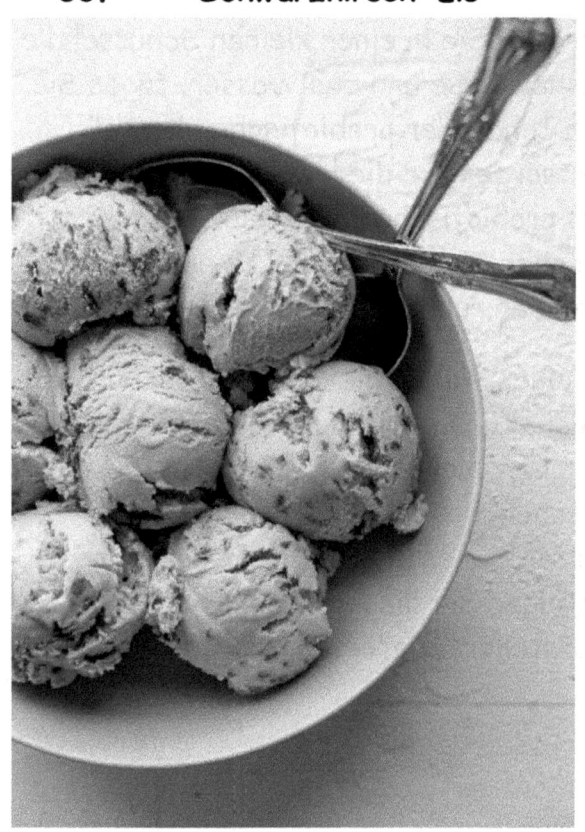

Ergibt etwa 1 Liter/Liter

Zutaten:

- 1 Tasse rohe, ungesalzene Cashewnüsse
- 1 Tasse gefiltertes Wasser
- 1 probiotische Kapsel oder $\frac{1}{4}$ Teelöffel probiotisches Pulver
- 2 Tassen frische schwarze Kirschen, entkernt und Stiele entfernt (wenn Sie gefrorene Kirschen verwenden, lassen Sie sie vor dem Gebrauch auftauen), plus ein paar mehr zum Garnieren (optional)
- $1\frac{1}{4}$ Tasse Mandelmilch
- 4 frische Medjool-Datteln, entkernt

Richtungen:

a) Cashewnüsse in einer mittelgroßen Schüssel acht Stunden oder über Nacht im Wasser einweichen.

b) Cashewnüsse und Wasser in einen Mixer geben und pürieren, bis die Mischung glatt und cremig ist. Gießen Sie es in eine kleine Glasschale mit Deckel. Leeren Sie die probiotische Kapsel (entsorgen Sie die leere Kapselhülle) oder das probiotische Pulver in die Cashew-Mischung und rühren Sie alles zusammen. Decken Sie es mit einem Deckel oder einem sauberen Tuch ab und lassen Sie es acht bis zwölf Stunden gären.

c) In einem Mixer oder einer Küchenmaschine die Cashew-Mischung mit den Kirschen, der Milch und den Datteln mischen und glatt rühren. Gießen Sie die Mischung in eine Eismaschine und befolgen Sie die Anweisungen des Herstellers, um sie zu Eiscreme zu verarbeiten. Nach Belieben mit weiteren Kirschen garnieren und sofort servieren.

54. Orangen-Creamsicle-Cheesecake

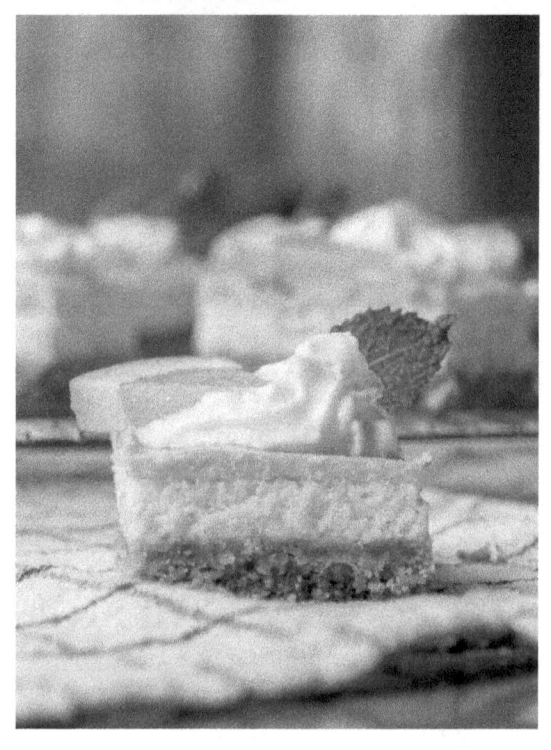

Macht einen 12-Zoll-Käsekuchen

Zutaten:

Kruste

- 1 Tasse rohe, ungesalzene Mandeln
- 3 frische Medjool-Datteln, entkernt
- 1 Esslöffel Kokosöl
- Prise unraffiniertes Meersalz

Füllung

- 2 Tassen rohe, ungesalzene Cashewnüsse
- 1 Tasse gefiltertes Wasser
- 1 probiotische Kapsel oder $\frac{1}{4}$ Teelöffel probiotisches Pulver
- 3 Tassen Orangensaft
- 2 Esslöffel reiner Ahornsirup
- 1 Teelöffel Vanillepulver
- 1 Tasse Kokosöl
- $\frac{1}{4}$ Tasse plus 1 Esslöffel Lecithin (5 Esslöffel)
- Dünne Orangenscheiben mit Schale zum Garnieren (optional)

Richtungen:

a) Für die Kruste alle Krustenzutaten in einer Küchenmaschine mischen und fein hacken. In eine 12-Zoll-Springform geben und auf die Unterseite der Pfanne drücken, bis sie fest ist.

b) Für die Füllung in einer mittelgroßen Schüssel die Cashewnüsse, Wasser und den Inhalt der probiotischen Kapsel (die leere Kapselhülle wegwerfen) oder das probiotische Pulver mischen; rühren, bis kombiniert. Mit einem Deckel oder einem sauberen Tuch abdecken und für die Kultur zwölf bis vierundzwanzig Stunden ruhen lassen.

c) In einem Mixer die Cashew-Mischung mit Orangensaft, Ahornsirup, Vanillepulver, Öl und Lecithin mischen und glatt rühren.

d) Gießen Sie die Mischung über die Kruste. Kühlen Sie für vier bis sechs Stunden oder bis fest. Nach Belieben mit Orangenscheiben garnieren und servieren. Der Käsekuchen hält sich im Kühlschrank in einem abgedeckten Behälter ungefähr vier Tage.

55. Granatapfel-Käsekuchen

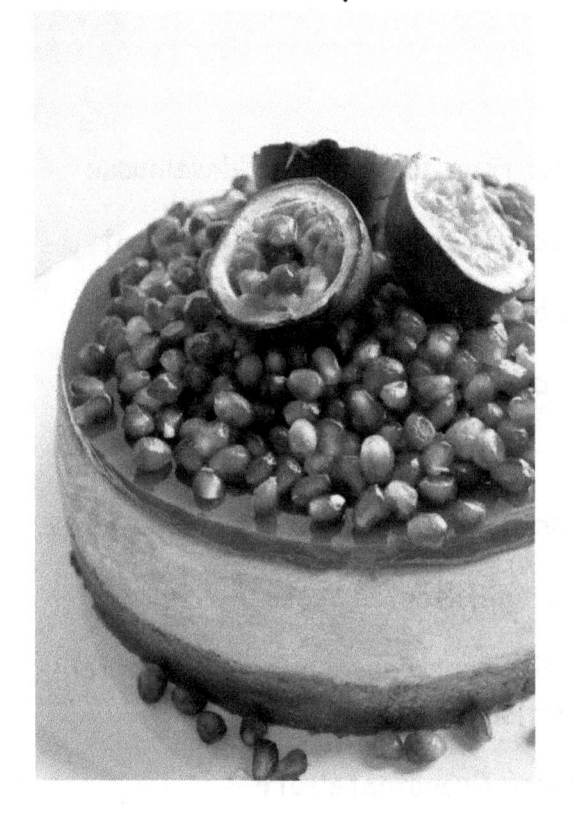

Macht einen 12-Zoll-Käsekuchen

Zutaten:

Kruste

- 1 Tasse rohe, ungesalzene Haselnüsse
- 4 frische Medjool-Datteln, entkernt
- 1 Esslöffel Kokosöl
- Prise unraffiniertes Meersalz

Füllung

- 2 Tassen rohe, ungesalzene Cashewnüsse
- 1 Tasse gefiltertes Wasser
- 1 probiotische Kapsel oder $\frac{1}{4}$ Teelöffel probiotisches Pulver
- 3 Tassen Granatapfelsaft
- 2 Esslöffel reiner Ahornsirup oder Agavendicksaft
- 1 Teelöffel Vanillepulver
- 1 Tasse Kokosöl
- $\frac{1}{4}$ Tasse plus 2 Esslöffel Lecithin (6 Esslöffel)

- Frische Granatapfelkerne (Samen) zum Garnieren (optional)

Richtungen:

a) Für die Kruste alle Krustenzutaten in einer Küchenmaschine mischen und fein hacken. In eine 12-Zoll-Springform geben und auf die Unterseite der Pfanne drücken, bis sie fest ist.

b) Für die Füllung in einer mittelgroßen Schüssel die Cashewnüsse, Wasser und den Inhalt der probiotischen Kapsel (die leere Kapselhülle entsorgen) oder das probiotische Pulver mischen. Rühren Sie die Mischung, bis sie kombiniert ist. Mit einem Deckel oder einem sauberen Tuch abdecken und für die Kultur zwölf bis vierundzwanzig Stunden ruhen lassen.

c) In einem Mixer die Cashew-Mischung mit Granatapfelsaft, Ahornsirup oder Agavendicksaft, Vanillepulver, Öl und Lezithin mischen und glatt pürieren.

d) Gießen Sie die Mischung über die Kruste. Kühlen Sie für vier bis sechs Stunden oder bis fest. Nach Belieben mit frischen Granatapfelkernen garnieren. Dienen.

e) Der Käsekuchen hält sich im Kühlschrank in einem abgedeckten Behälter ungefähr vier Tage.

56.   Brombeer-Käsekuchen

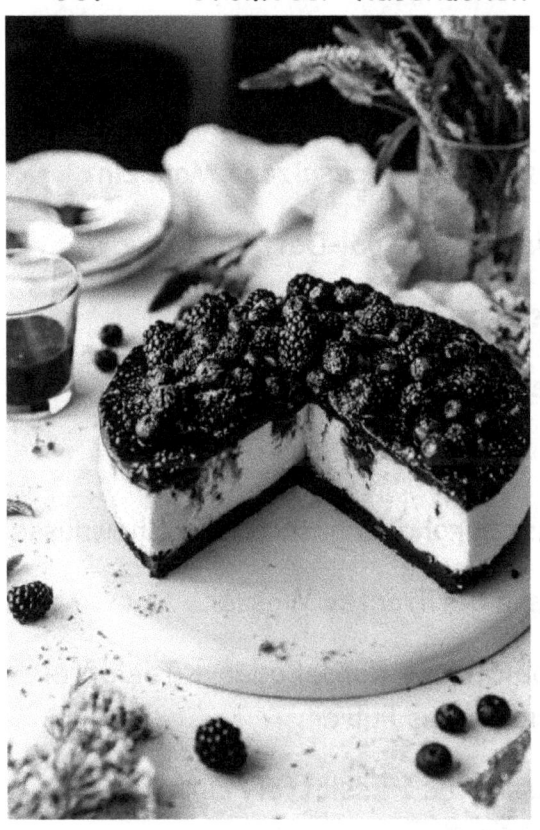

Macht einen 12-Zoll-Käsekuchen

Zutaten:

Kruste

- 1 Tasse rohe, ungesalzene Mandeln
- 3 frische Medjool-Datteln, entkernt
- 1 Esslöffel Kokosöl
- Prise unraffiniertes Meersalz

Füllung

- 2 Tassen rohe, ungesalzene Cashewnüsse
- 1 Tasse gefiltertes Wasser
- 1 probiotische Kapsel oder $\frac{1}{4}$ Teelöffel probiotisches Pulver
- $\frac{1}{4}$ Tasse plus 1 Esslöffel reiner Ahornsirup (5 Esslöffel)
- 1 Teelöffel Vanillepulver
- $\frac{1}{2}$ Tasse Kokosöl
- $\frac{1}{2}$ Tasse Lezithin
- 2 Tassen Mandelmilch

Richtungen:

a) 2½ Tassen frische Brombeeren (wenn Sie gefrorene verwenden, lassen Sie sie vor der Zubereitung des Käsekuchens auftauen), plus mehr zum Garnieren.

b) Für die Kruste alle Krustenzutaten in einer Küchenmaschine mischen und fein hacken. In eine 12-Zoll-Springform geben und auf die Unterseite der Pfanne drücken, bis sie fest ist.

c) Für die Füllung in einer mittelgroßen Schüssel die Cashewnüsse, Wasser und den Inhalt der probiotischen Kapsel (die leere Kapselhülle wegwerfen) oder das probiotische Pulver mischen; Rühren Sie die Mischung, bis sie kombiniert ist. Mit einem Deckel oder einem sauberen Tuch abdecken und für die Kultur 24 bis 48 Stunden ruhen lassen.

d) In einem Mixer die Cashew-Mischung mit Ahornsirup, Vanillepulver, Öl, Lecithin und Milch mischen und glatt pürieren. Die Brombeeren hinzufügen und glatt rühren.

e) Gießen Sie die Mischung über die Kruste. Kühlen Sie für vier bis sechs Stunden oder bis fest. Nach Belieben mit weiteren Brombeeren garnieren und servieren. Der Käsekuchen hält sich im Kühlschrank in einem abgedeckten Behälter ungefähr vier Tage.

FERMENTIERTES GEMÜSE

57.   Dillgurken

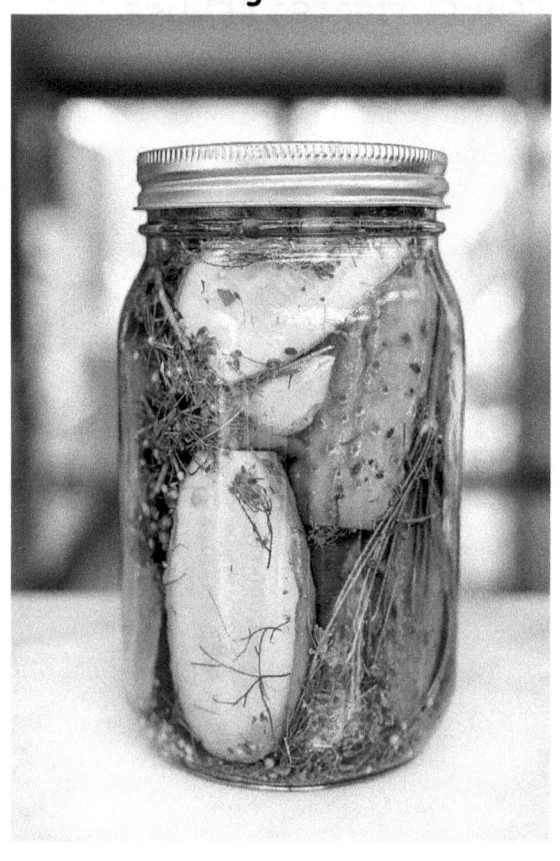

Zutaten:

- 4 Pfund. von 4-Zoll-Einlegegurke
- 2 Esslöffel Dillsamen oder 4 bis 5 Köpfe frischer oder getrockneter Dill
- 1/2 Tasse Salz
- 1/4 Tasse Essig (5%
- 8 Tassen Wasser und eine oder mehrere der folgenden Zutaten:
- 2 Knoblauchzehen (optional)
- 2 getrocknete rote Paprika (optional)
- 2 Teelöffel ganze gemischte Beizgewürze

Richtungen:

a) Gurken waschen. Schneiden Sie eine 1/16-Zoll-Scheibe vom Blütenende ab und entsorgen Sie sie. Lassen Sie 1/4-Zoll des Stiels befestigt. Die Hälfte des Dills und der Gewürze auf den Boden eines sauberen, geeigneten Behälters geben.

b) Gurken, restlichen Dill und Gewürze hinzufügen. Salz in Essig und Wasser auflösen und über die Gurken gießen.

c) Fügen Sie eine geeignete Abdeckung und Gewicht hinzu. Während der Gärung etwa 3 bis 4 Wochen lang bei einer Temperatur zwischen 70 und 75 °F lagern. Temperaturen von 55° bis 65°F sind akzeptabel, aber die Gärung dauert 5 bis 6 Wochen.

d) Vermeiden Sie Temperaturen über 80°F, sonst werden Gurken während der Fermentation zu weich. Fermentierende Gurken härten langsam aus. Überprüfen Sie den Behälter mehrmals pro Woche und entfernen Sie sofort oberflächlichen Schaum oder Schimmel. Achtung: Wenn die Gurken weich oder schleimig werden oder einen unangenehmen Geruch entwickeln, entsorgen Sie sie.

e) Vollständig fermentierte Pickles können im Originalbehälter etwa 4 bis 6 Monate gelagert werden, vorausgesetzt, sie werden gekühlt und oberflächlicher Schaum und Schimmel werden regelmäßig entfernt. Das Einmachen von vollständig fermentierten Gurken ist eine bessere Art, sie zu lagern. Um sie einzumachen, gießen Sie die Sole in eine Pfanne, erhitzen Sie sie langsam zum Kochen und lassen Sie sie 5 Minuten köcheln. Filtern Sie die Sole durch Papierkaffeefilter, um die Trübung zu reduzieren, falls gewünscht.

f) Füllen Sie das heiße Glas mit Essiggurken und heißer Sole und lassen Sie 1/2-Zoll-Kopfraum.

g) Entfernen Sie Luftblasen und passen Sie den Kopfraum bei Bedarf an. Wischen Sie die Ränder der Gläser mit einem angefeuchteten sauberen Papiertuch ab.

58.   Sauerkraut

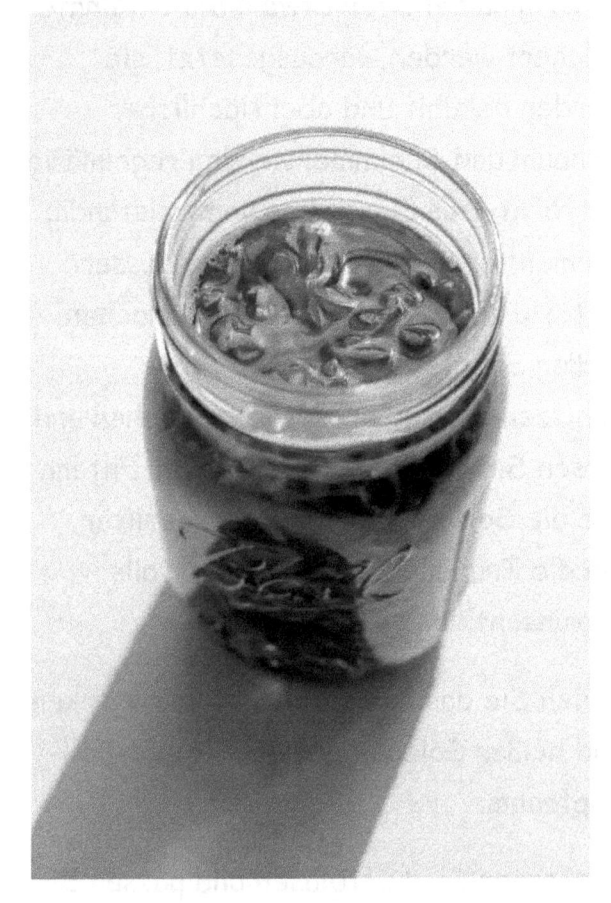

Zutaten:

- 25 Pfund. Kohl
- 3/4 Tasse Dosen- oder Pökelsalz

Ausbeute: Ungefähr 9 Liter

Richtungen:

a) Arbeiten Sie mit etwa 5 Pfund Kohl auf einmal. Äußere Blätter entsorgen. Köpfe unter fließendem kaltem Wasser abspülen und abtropfen lassen. Köpfe vierteln und Kerne entfernen. Auf eine Dicke von einem Viertel zerkleinern oder schneiden.

b) Kohl in einen geeigneten Gärbehälter geben und 3 Esslöffel Salz hinzugeben. Gründlich mit sauberen Händen mischen. Packen Sie fest, bis das Salz Säfte aus dem Kohl zieht.

c) Wiederholen Sie das Zerkleinern, Salzen und Verpacken, bis der gesamte Kohl im Behälter ist. Stellen Sie sicher, dass es tief genug ist, damit sein Rand mindestens 4 oder 5 Zoll über dem Kohl liegt. Wenn der Saft den Kohl nicht bedeckt, fügen Sie gekochte und abgekühlte Salzlake hinzu (1-1/2 Esslöffel Salz pro Liter Wasser).

d) Platte und Gewichte hinzufügen; Behälter mit einem sauberen Badetuch abdecken.

e) Wenn Sie den Kohl mit einem mit Salzlake gefüllten Beutel beschweren, bewegen Sie den Topf nicht, bis die normale Gärung abgeschlossen ist (wenn das Blubbern aufhört). Wenn Sie Gläser als Gewicht verwenden, müssen Sie das Kraut zwei- bis dreimal pro Woche überprüfen und Schaum entfernen, wenn er sich bildet. Vollständig fermentiertes Kraut kann mehrere Monate gut verschlossen im Kühlschrank aufbewahrt werden.

f) Entfernen Sie Luftblasen und passen Sie den Kopfraum bei Bedarf an. Wischen Sie die Ränder der Gläser mit einem angefeuchteten sauberen Papiertuch ab.

59. Brot-und-Butter-Gurken

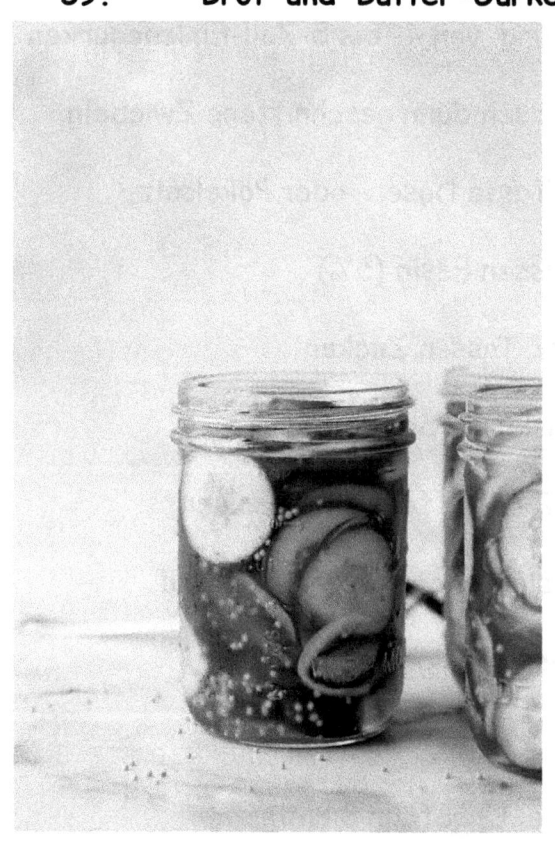

Zutaten:

- 6 Pfund. von 4- bis 5-Zoll-Einlegegurken
- 8 Tassen dünn geschnittene Zwiebeln
- 1/2 Tasse Dosen- oder Pökelsalz
- 4 Tassen Essig (5%)
- 4-1/2 Tassen Zucker
- 2 Esslöffel Senfkörner
- 1-1/2 Esslöffel Selleriesamen
- 1 Esslöffel gemahlene Kurkuma
- 1 Tasse Essiggurke

Ausbeute: Ungefähr 8 Pints

Richtungen:

a) Gurken waschen. Schneiden Sie 1/16-Zoll des Blütenendes ab und entsorgen Sie es. In 3/16-Zoll-Scheiben schneiden. Gurken und Zwiebeln in einer großen Schüssel mischen. Füge Salz hinzu. Mit 2 Zoll zerstoßenem oder gewürfeltem Eis bedecken. Kühlen Sie 3 bis 4 Stunden und fügen Sie mehr Eis nach Bedarf hinzu.

b) Restliche Zutaten in einem großen Topf vermengen. 10 Minuten kochen. Gurken und Zwiebeln abgießen, dazugeben und langsam wieder zum Kochen erhitzen. Füllen Sie heiße Pint-Gläser mit Scheiben und Kochsirup und lassen Sie 1/2-Zoll-Kopfraum.

c) Entfernen Sie Luftblasen und passen Sie den Kopfraum bei Bedarf an. Wischen Sie die Ränder der Gläser mit einem angefeuchteten sauberen Papiertuch ab.

60. Dillgurken

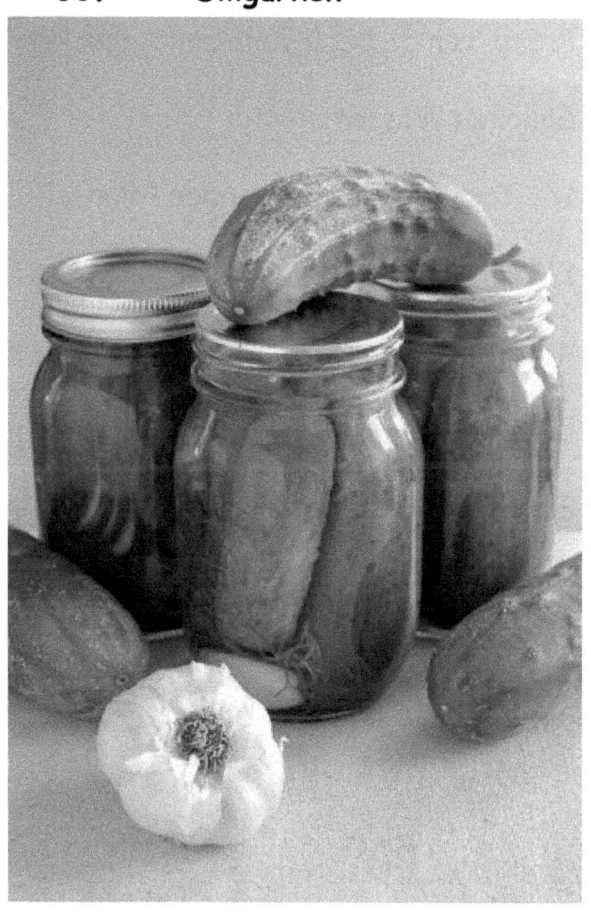

Zutaten:

- 8 Pfund. von 3- bis 5-Zoll-Einlegegurken
- 2 Gallonen Wasser
- 1-1/4 Tassen Konserven- oder Pökelsalz
- 1-1/2 Liter Essig (5%)
- 1/4 Tasse Zucker
- 2 Liter Wasser
- 2 Esslöffel ganzes gemischtes Beizgewürz
- etwa 3 Esslöffel ganze Senfkörner
- etwa 14 Köpfe frischer Dill

Ausbeute: Etwa 7 bis 9 Pints

Richtungen:

a) Gurken waschen. Schneiden Sie eine 1/16-Zoll-Scheibe des Blütenendes ab und werfen Sie sie weg, aber lassen Sie 1/4-Zoll des Stiels dran. Lösen Sie 3/4 Tasse Salz in 2 Gallonen Wasser auf. Über die Gurken gießen und 12 Stunden stehen lassen. Abfluss.

b) Kombinieren Sie Essig, 1/2 Tasse Salz, Zucker und 2 Liter Wasser. Fügen Sie gemischte Beizgewürze hinzu, die in ein sauberes weißes Tuch gebunden sind. Zum Sieden erhitzen. Heiße Gläser mit Gurken füllen.

c) Fügen Sie 1 Teelöffel Senfsamen und 1-1/2 Köpfe frischen Dill pro Pint hinzu. Mit kochender Beizlösung bedecken und 1/2 Zoll Kopfraum lassen. Entfernen Sie Luftblasen und passen Sie den Kopfraum bei Bedarf an. Wischen Sie die Ränder der Gläser mit einem angefeuchteten sauberen Papiertuch ab.

61. Süße Gurkengurken

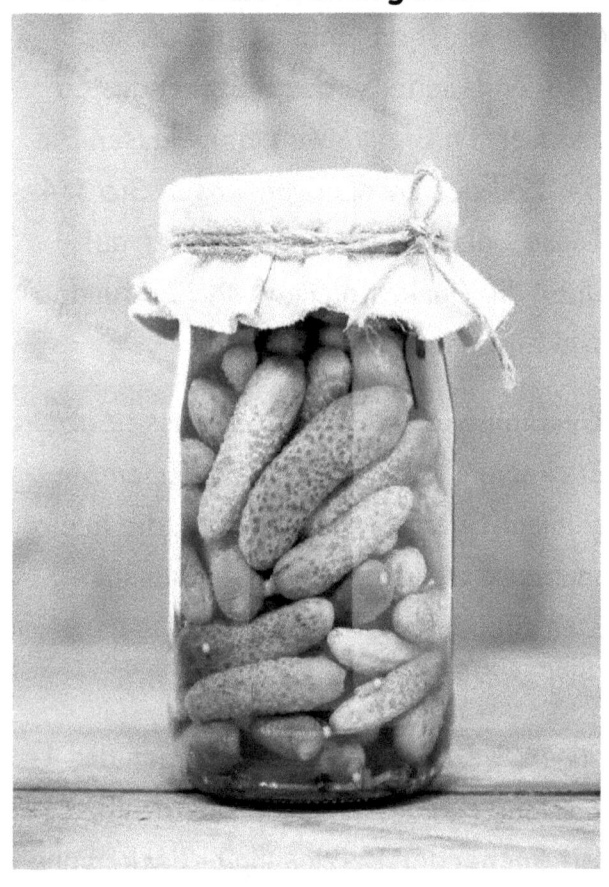

Zutaten:

- 7 Pfund. Gurken (1-1/2 Zoll oder weniger)
- 1/2 Tasse Dosen- oder Pökelsalz
- 8 Tassen Zucker
- 6 Tassen Essig (5%)
- 3/4 Teelöffel Kurkuma
- 2 Teelöffel Selleriesamen
- 2 Teelöffel ganzes gemischtes Beizgewürz
- 2 Zimtstangen
- 1/2 Teelöffel Fenchel (optional)
- 2 Teelöffel Vanille (optional)

Ausbeute: Etwa 6 bis 7 Pints

Richtungen:

a) Gurken waschen. Schneiden Sie eine 1/16-Zoll-Scheibe des Blütenendes ab und werfen Sie sie weg, aber lassen Sie 1/4-Zoll des Stiels dran.

b) Gurken in einen großen Behälter geben und mit kochendem Wasser bedecken. Sechs bis 8 Stunden später und wieder am zweiten Tag abgießen und mit 6 Liter frischem kochendem Wasser mit 1/4 Tasse Salz bedecken. Am dritten Tag Gurken abtropfen lassen und mit einer Tafelgabel einstechen.

c) Kombinieren und zum Kochen bringen 3 Tassen Essig, 3 Tassen Zucker, Kurkuma und Gewürze. Über Gurken gießen. Sechs bis acht Stunden später den Beizsirup abtropfen lassen und aufbewahren. Jeweils weitere 2 Tassen Zucker und Essig hinzufügen und erneut zum Kochen erhitzen. Über die Gurken gießen.

d) Am vierten Tag den Sirup abgießen und aufbewahren. Fügen Sie weitere 2 Tassen Zucker und 1 Tasse Essig hinzu.

Zum Kochen erhitzen und über die Gurken gießen. Lassen Sie den Beizsirup 6 bis 8 Stunden später ab und bewahren Sie ihn auf. Fügen Sie 1 Tasse Zucker und 2 Teelöffel Vanille hinzu und erhitzen Sie es zum Kochen.

e) Füllen Sie heiße, sterile Pint-Gläser mit Gurken und bedecken Sie sie mit heißem Sirup, wobei Sie 1/2 Zoll Kopfraum lassen.

f) Entfernen Sie Luftblasen und passen Sie den Kopfraum bei Bedarf an. Wischen Sie die Ränder der Gläser mit einem angefeuchteten sauberen Papiertuch ab.

62.   14 Tage süße Gurken

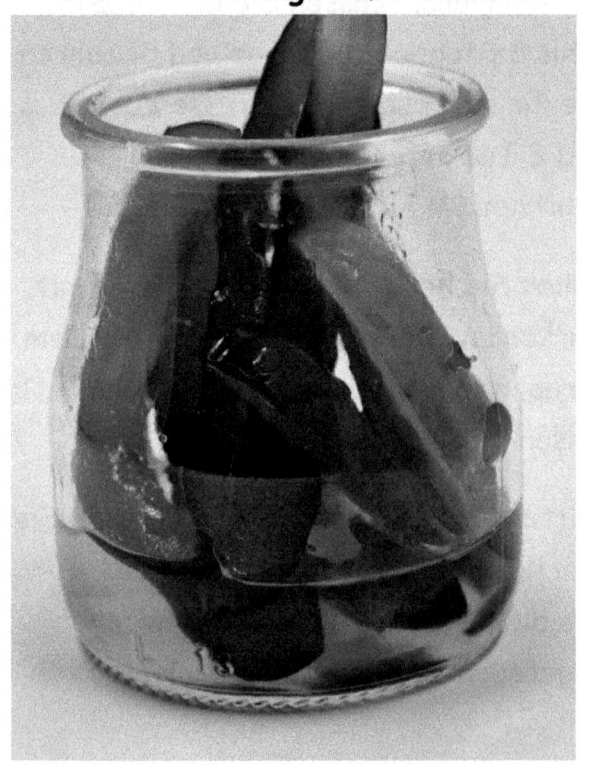

Zutaten:

- 4 Pfund. von 2- bis 5-Zoll-Einlegegurken
- 3/4 Tasse Dosen- oder Pökelsalz
- 2 Teelöffel Selleriesamen
- 2 Esslöffel gemischte Beizgewürze
- 5-1/2 Tassen Zucker
- 4 Tassen Essig (5%)

Ausbeute: Etwa 5 bis 9 Pints

Richtungen:

a) Gurken waschen. Schneiden Sie eine 1/16-Zoll-Scheibe des Blütenendes ab und werfen Sie sie weg, aber lassen Sie 1/4-Zoll des Stiels dran. Legen Sie ganze Gurken in einen geeigneten 1-Gallonen-Behälter.

b) Fügen Sie 1/4 Tasse Dosen- oder Pökelsalz zu 2 Liter Wasser hinzu und bringen Sie es zum Kochen. Über Gurken gießen. Fügen Sie eine geeignete Abdeckung und Gewicht hinzu.

c) Legen Sie ein sauberes Handtuch über den Behälter und halten Sie die Temperatur bei etwa 70 °F. Am dritten und fünften Tag das Salzwasser abgießen und wegwerfen. Gurken abspülen und zurück in den Behälter geben. Fügen Sie 1/4 Tasse Salz zu 2 Liter frischem Wasser hinzu und kochen Sie. Über Gurken gießen.

d) Ersetzen Sie die Abdeckung und das Gewicht und decken Sie sie erneut mit einem sauberen Handtuch ab. Am siebten Tag das Salzwasser abgießen und wegwerfen. Gurken abspülen, abdecken und wiegen.

63. Schnelle süße Gurken

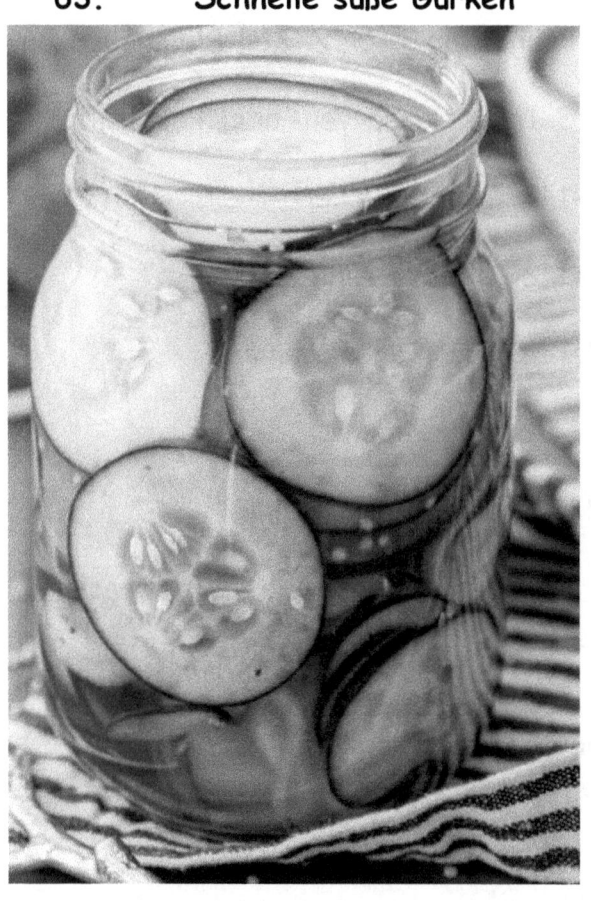

Zutaten:

- 8 Pfund. von 3- bis 4-Zoll-Einlegegurken
- 1/3 Tasse Konserven- oder Pökelsalz
- 4-1/2 Tassen Zucker
- 3-1/2 Tassen Essig (5%)
- 2 Teelöffel Selleriesamen
- 1 EL ganzer Piment
- 2 Esslöffel Senfkörner
- 1 Tasse eingelegte Limette (optional)

Ausbeute: Etwa 7 bis 9 Pints

Richtungen:

a) Gurken waschen. Schneiden Sie 1/16 Zoll des Blütenendes ab und werfen Sie es weg, aber lassen Sie 1/4 Zoll des Stiels dran. Nach Belieben in Scheiben schneiden oder in Streifen schneiden. In eine Schüssel geben und mit 1/3 Tasse Salz bestreuen. Mit 2 Zoll zerstoßenem oder gewürfeltem Eis bedecken.

b) 3 bis 4 Stunden kühl stellen. Fügen Sie nach Bedarf mehr Eis hinzu. Gut abtropfen lassen.

c) Kombinieren Sie Zucker, Essig, Selleriesamen, Piment und Senfsamen in einem 6-Liter-Kessel. Zum Sieden erhitzen.

d) Heißpackung – Gurken hinzugeben und langsam erhitzen, bis die Essiglösung wieder kocht. Rühren Sie gelegentlich um, um sicherzustellen, dass die Mischung gleichmäßig erhitzt wird. Füllen

Sie sterile Gläser und lassen Sie 1/2 Zoll Kopfraum.

e) Rohpackung – Füllen Sie heiße Gläser und lassen Sie 1/2 Zoll Kopfraum. Fügen Sie heißen Pökelsirup hinzu und lassen Sie 1/2 Zoll Kopfraum.

f) Entfernen Sie Luftblasen und passen Sie den Kopfraum bei Bedarf an. Wischen Sie die Ränder der Gläser mit einem angefeuchteten sauberen Papiertuch ab.

64. Eingelegter Spargel

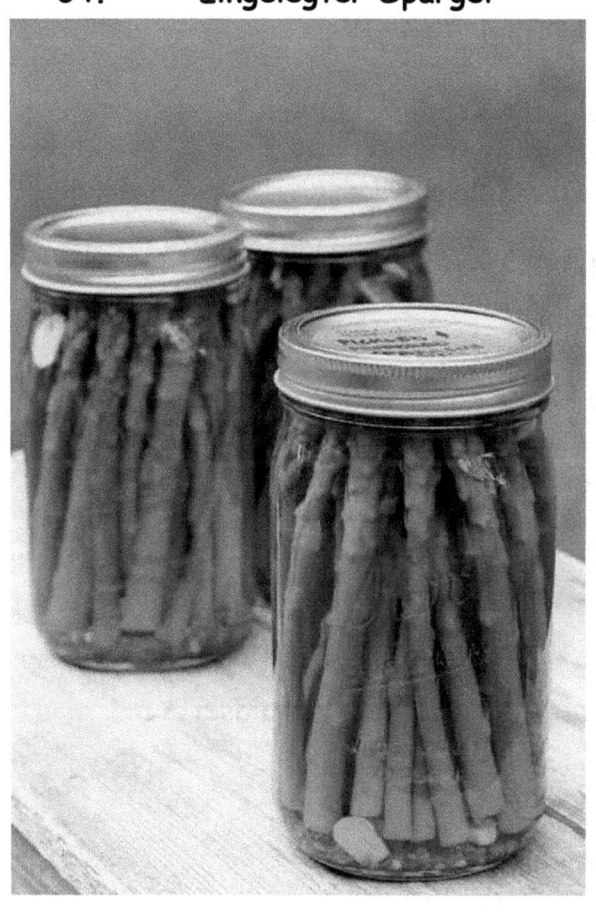

Zutaten:

- 10 Pfund. Spargel
- 6 große Knoblauchzehen
- 4-1/2 Tassen Wasser
- 4-1/2 Tassen weißer destillierter Essig (5%)
- 6 kleine Peperoni (optional)
- 1/2 Tasse Dosensalz
- 3 Teelöffel Dillsamen

Ausbeute: 6 Weithals-Pintgläser

Richtungen:

a) Spargel gut, aber schonend unter fließendem Wasser waschen. Schneiden Sie die Stiele von unten ab, um Stangen mit Spitzen zu hinterlassen, die in das Einmachglas gelangen, wobei etwas mehr als 1/2-Zoll-Kopfraum verbleibt. Knoblauchzehen schälen und waschen.

b) Legen Sie eine Knoblauchzehe auf den Boden jedes Glases und packen Sie Spargel mit den stumpfen Enden nach unten fest in heiße Gläser. Kombinieren Sie in einem 8-Liter-Saucentopf Wasser, Essig, Peperoni (optional), Salz und Dillsamen.

c) Zum Kochen bringen. Legen Sie eine scharfe Paprika (falls verwendet) in jedes Glas über die Spargelstangen. Gießen Sie kochend heiße Pökellake über die Speere und lassen Sie 1/2-Zoll-Kopfraum.

d) Entfernen Sie Luftblasen und passen Sie den Kopfraum bei Bedarf an. Wischen Sie die Ränder der Gläser mit einem angefeuchteten sauberen Papiertuch ab.

65.   Eingelegte dillierte Bohnen

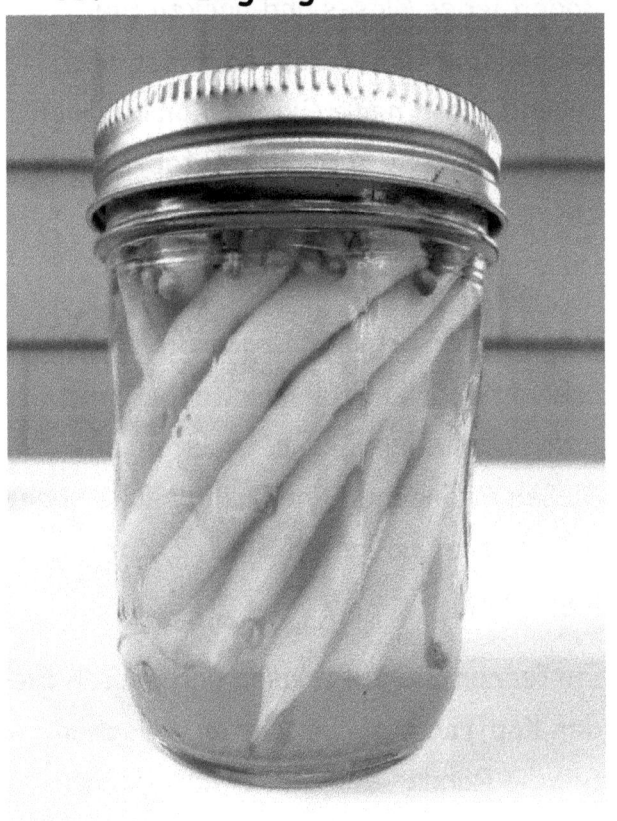

Zutaten:

- 4 Pfund. frische zarte grüne oder gelbe Bohnen
- 8 bis 16 Köpfe frischer Dill
- 8 Knoblauchzehen (optional)
- 1/2 Tasse Dosen- oder Pökelsalz
- 4 Tassen weißer Essig (5%)
- 4 Tassen Wasser
- 1 Teelöffel scharfe Paprikaflocken

Ausbeute: Ungefähr 8 Pints

Richtungen:

a) Enden von Bohnen waschen und abschneiden und auf 4-Zoll-Längen schneiden. In jedes heiße, sterile Pintglas 1 bis 2 Dillköpfe und, falls gewünscht, 1 Knoblauchzehe geben. Stellen Sie ganze Bohnen aufrecht in Gläser und lassen Sie 1/2-Zoll-Kopfraum.

b) Schneiden Sie die Bohnen, um sicherzustellen, dass sie richtig sind, falls erforderlich. Kombinieren Sie Salz, Essig, Wasser und Pfefferflocken (falls gewünscht). Zum Kochen bringen. Fügen Sie den Bohnen heiße Lösung hinzu und lassen Sie 1/2 Zoll Kopfraum.

c) Entfernen Sie Luftblasen und passen Sie den Kopfraum bei Bedarf an. Wischen Sie die Ränder der Gläser mit einem angefeuchteten sauberen Papiertuch ab.

66. Eingelegter Drei-Bohnen-Salat

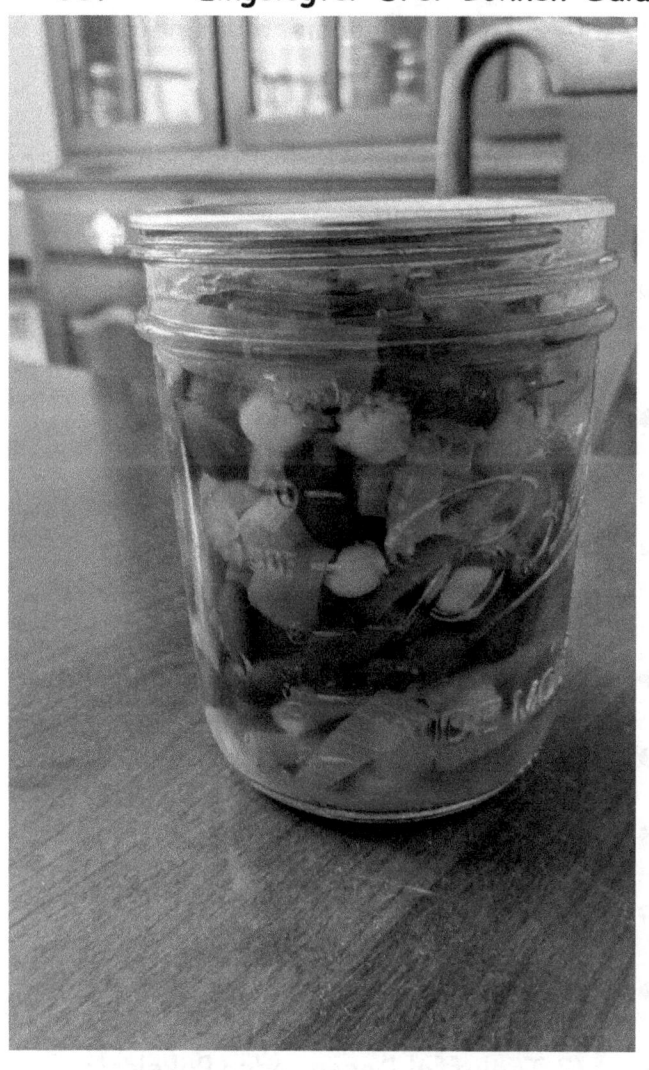

Zutaten:

- 1-1/2 Tassen blanchierte grüne/gelbe Bohnen
- 1-1/2 Tassen rote Kidneybohnen aus der Dose, abgetropft
- 1 Tasse Kichererbsen aus der Dose, abgetropft
- 1/2 Tasse geschälte und in dünne Scheiben geschnittene Zwiebel
- 1/2 Tasse getrimmter und in dünne Scheiben geschnittener Sellerie
- 1/2 Tasse geschnittene grüne Paprika
- 1/2 Tasse weißer Essig (5%)
- 1/4 Tasse Zitronensaft aus der Flasche
- 3/4 Tasse Zucker
- 1/4 Tasse Öl
- 1/2 Teelöffel Dosen- oder Pökelsalz
- 1-1/4 Tassen Wasser

Ausbeute: Etwa 5 bis 6 halbe Pints

Richtungen:

a) Frische Bohnen waschen und Enden abbrechen. In 1- bis 2-Zoll-Stücke schneiden oder brechen.

b) 3 Minuten blanchieren und sofort abkühlen. Kidneybohnen mit Leitungswasser abspülen und erneut abtropfen lassen. Alle anderen Gemüsesorten vorbereiten und abmessen.

c) Essig, Zitronensaft, Zucker und Wasser mischen und zum Kochen bringen. Vom Herd nehmen.

d) Öl und Salz hinzugeben und gut vermischen. Bohnen, Zwiebeln, Sellerie und grüne Paprika zu der Lösung geben und zum Kochen bringen.

e) 12 bis 14 Stunden im Kühlschrank marinieren, dann die gesamte Mischung zum Kochen bringen. Füllen Sie heiße

Gläser mit Feststoffen. Fügen Sie heiße Flüssigkeit hinzu und lassen Sie 1/2 Zoll Kopfraum.

f) Entfernen Sie Luftblasen und passen Sie den Kopfraum bei Bedarf an. Wischen Sie die Ränder der Gläser mit einem angefeuchteten sauberen Papiertuch ab.

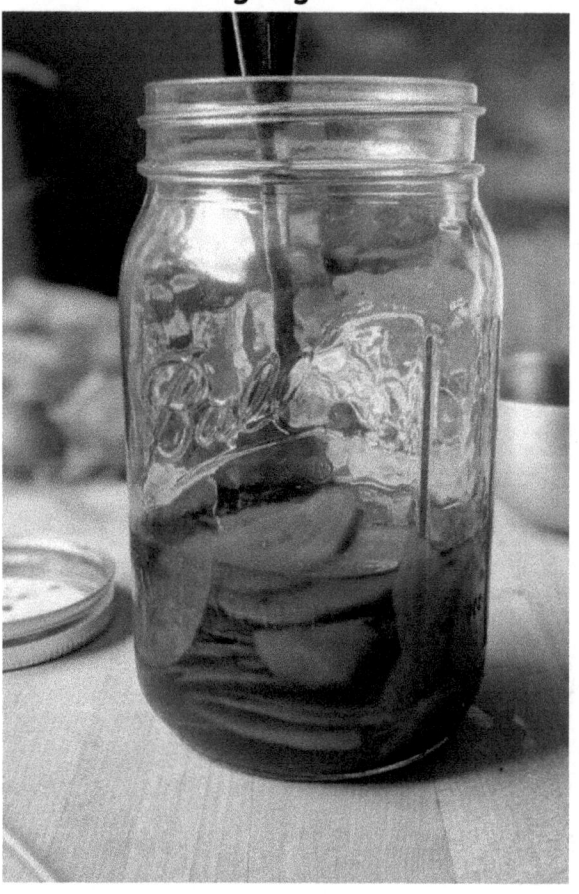

67. Eingelegte Rüben

Zutaten:

- 7 Pfund. von Rüben mit einem Durchmesser von 2 bis 2 1/2 Zoll
- 4 Tassen Essig (5%)
- 1-1/2 Teelöffel Dosen- oder Pökelsalz
- 2 Tassen Zucker
- 2 Tassen Wasser
- 2 Zimtstangen
- 12 ganze Nelken
- 4 bis 6 Zwiebeln (2 bis 2 1/2 Zoll Durchmesser),

Ausbeute: Ungefähr 8 Pints

Richtungen:

a) Schneiden Sie die Spitzen der Rüben ab und lassen Sie 1 Zoll Stiel und Wurzeln, um ein Ausbluten der Farbe zu verhindern.

b) Gründlich waschen. Nach Größe sortieren. Bedecken Sie ähnliche Größen zusammen mit kochendem Wasser und kochen Sie bis sie weich sind (ca. 25 bis 30 Minuten). Achtung: Flüssigkeit ablassen und verwerfen. Kühle Rüben. Schneiden von Wurzeln und Stängeln und Abstreifen von Häuten. In 1/4-Zoll-Scheiben schneiden. Zwiebeln schälen und in dünne Scheiben schneiden.

c) Kombinieren Sie Essig, Salz, Zucker und frisches Wasser. Gewürze in einen Käsetuchbeutel geben und zur Essigmischung geben. Zum Kochen bringen. Rüben und Zwiebeln zugeben. 5 Minuten köcheln lassen. Gewürzbeutel entfernen.

d) Füllen Sie heiße Gläser mit Rüben und Zwiebeln und lassen Sie 1/2-Zoll-

Kopfraum. Fügen Sie heiße Essiglösung hinzu und lassen Sie 1/2 Zoll Kopfraum.

e) Entfernen Sie Luftblasen und passen Sie den Kopfraum bei Bedarf an. Wischen Sie die Ränder der Gläser mit einem angefeuchteten sauberen Papiertuch ab.

68. Eingelegte Karotten

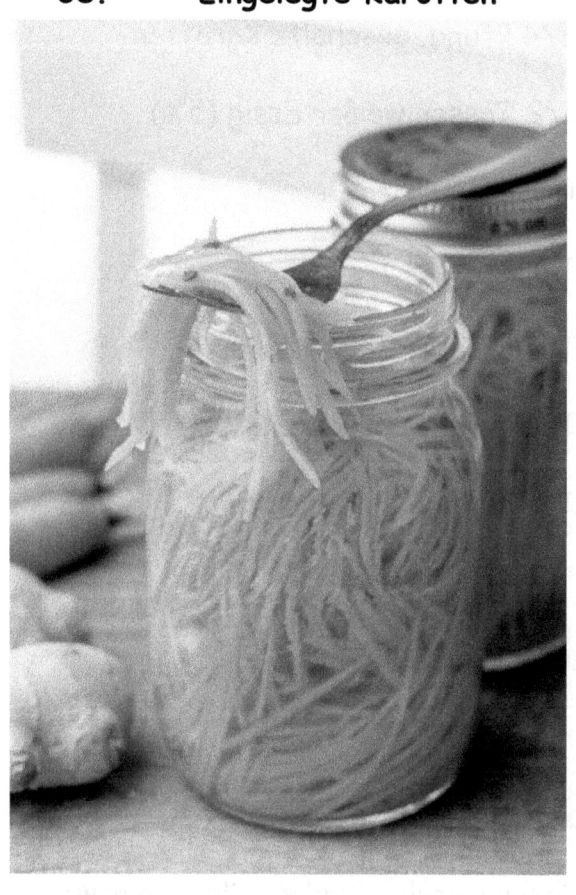

Zutaten:

- 2-3/4 Pfund. geschälte Karotten
- 5-1/2 Tassen weißer Essig (5%)
- 1 Tasse Wasser
- 2 Tassen Zucker
- 2 Teelöffel Dosensalz
- 8 Teelöffel Senfkörner
- 4 Teelöffel Selleriesamen

Ausbeute: Ungefähr 4 Pints

Richtungen:

a) Möhren waschen und schälen. In etwa 1/2 Zoll dicke Runden schneiden.

b) Kombinieren Sie Essig, Wasser, Zucker und Salz in einem 8-Liter-Feuertopf oder Suppentopf. Zum Kochen bringen und 3 Minuten kochen. Möhren dazugeben und wieder aufkochen. Dann die Hitze auf ein Köcheln reduzieren und erhitzen, bis es halb gar ist (ca. 10 Minuten).

c) In der Zwischenzeit 2 Teelöffel Senfsamen und 1 Teelöffel Selleriesamen in jedes leere heiße Pintglas geben. Füllen Sie Gläser mit heißen Karotten und lassen Sie 1-Zoll-Kopfraum. Mit heißer Beizflüssigkeit füllen und 1/2 Zoll Kopfraum lassen.

d) Entfernen Sie Luftblasen und passen Sie den Kopfraum bei Bedarf an. Wischen Sie die Ränder der Gläser mit einem angefeuchteten sauberen Papiertuch ab.

69. Eingelegter Blumenkohl/Brüssel

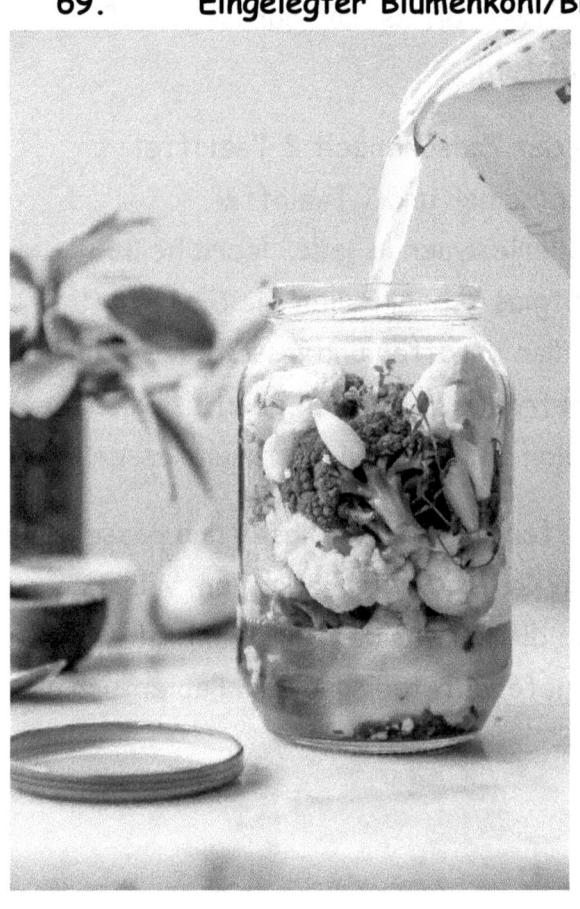

Zutaten:

- 12 Tassen 1- bis 2-Zoll-Blumenkohlröschen oder kleiner Rosenkohl
- 4 Tassen weißer Essig (5%)
- 2 Tassen Zucker
- 2 Tassen dünn geschnittene Zwiebeln
- 1 Tasse gewürfelte süße rote Paprika
- 2 Esslöffel Senfkörner
- 1 Esslöffel Selleriesamen
- 1 Teelöffel Kurkuma
- 1 Teelöffel scharfe Paprikaschoten

Ausbeute: Ungefähr 9 halbe Pints

Richtungen:

a) Blumenkohlröschen oder Rosenkohl waschen und in Salzwasser (4 Teelöffel Dosensalz pro Gallone Wasser) 3 Minuten für Blumenkohl und 4 Minuten für Rosenkohl kochen. Abgießen und abkühlen.

b) Kombinieren Sie Essig, Zucker, Zwiebel, gewürfelte rote Paprika und Gewürze in einem großen Topf. Zum Kochen bringen und 5 Minuten köcheln lassen.

c) Zwiebel und Paprikawürfel auf die Gläser verteilen. Füllen Sie heiße Gläser mit Stücken und Beizlösung und lassen Sie 1/2-Zoll-Kopfraum.

d) Entfernen Sie Luftblasen und passen Sie den Kopfraum bei Bedarf an. Wischen Sie die Ränder der Gläser mit einem angefeuchteten sauberen Papiertuch ab.

70. Chayote und Jicama-Krautsalat

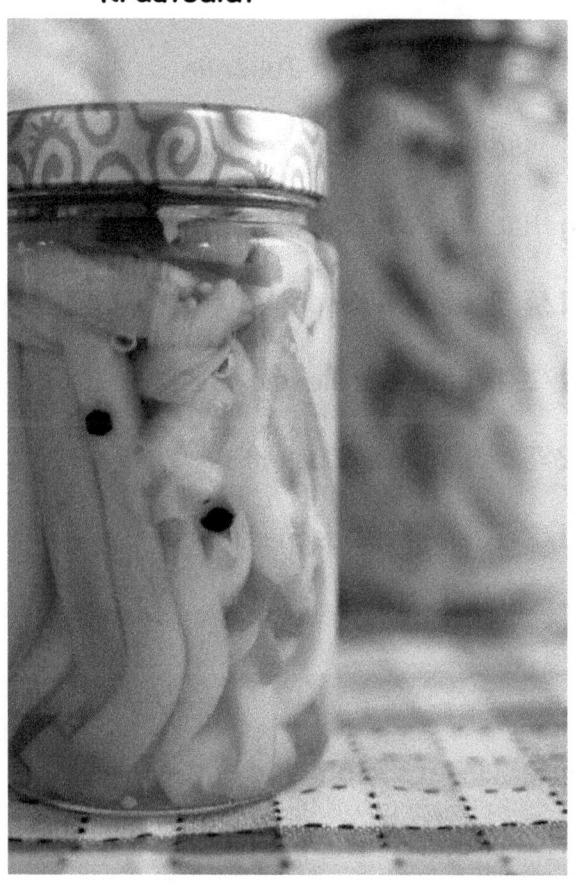

Zutaten:

- 4 Tassen julienned Jicama
- 4 Tassen Chayote in Julienne
- 2 Tassen gehackte rote Paprika
- 2 gehackte Peperoni
- 2-1/2 Tassen Wasser
- 2-1/2 Tassen Apfelessig (5%)
- 1/2 Tasse weißer Zucker
- 3-1/2 Teelöffel Dosensalz
- 1 Teelöffel Selleriesamen (optional)

Ausbeute: Ungefähr 6 halbe Pints

Richtungen:

a) Achtung: Tragen Sie Plastik- oder Gummihandschuhe und berühren Sie Ihr Gesicht nicht, während Sie Peperoni anfassen oder schneiden. Wenn Sie keine Handschuhe tragen, waschen Sie Ihre

Hände gründlich mit Wasser und Seife, bevor Sie Ihr Gesicht oder Ihre Augen berühren.

b) Jicama und Chayote waschen, schälen und in dünne Julienne schneiden, dabei die Samen des Chayote wegwerfen. Kombinieren Sie in einem 8-Liter-Feuertopf oder Suppentopf alle Zutaten außer Chayote. Zum Kochen bringen und 5 Minuten kochen lassen.

c) Reduzieren Sie die Hitze zum Köcheln und fügen Sie Chayote hinzu. Nochmals zum Kochen bringen und dann die Hitze ausschalten. Füllen Sie heiße Feststoffe in heiße Half-Pint-Gläser und lassen Sie 1/2-Zoll-Kopfraum.

d) Mit kochender Kochflüssigkeit bedecken und 1/2 Zoll Kopfraum lassen.

e) Entfernen Sie Luftblasen und passen Sie den Kopfraum bei Bedarf an. Wischen Sie die Ränder der Gläser mit einem angefeuchteten sauberen Papiertuch ab.

71. In Brot und Butter eingelegtes Jicama

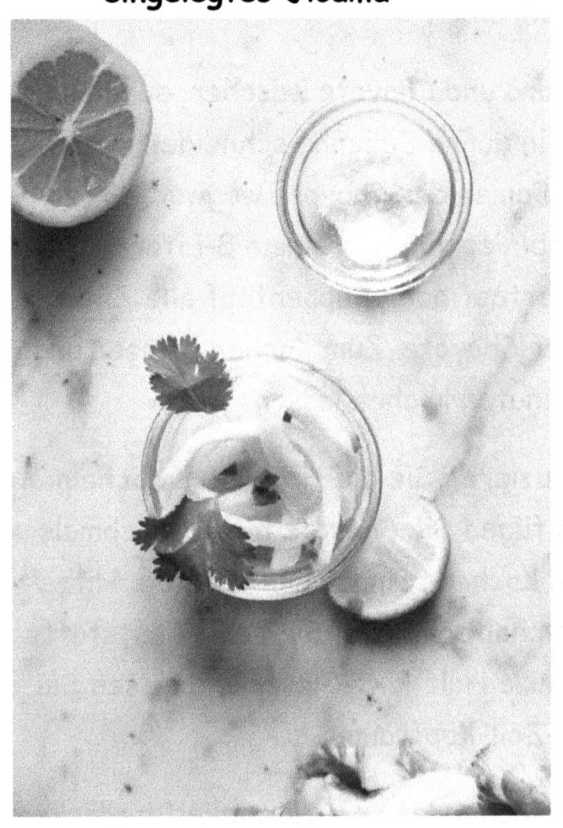

Zutaten:

- 14 Tassen gewürfelte Jicama
- 3 Tassen dünn geschnittene Zwiebel
- 1 Tasse gehackte rote Paprika
- 4 Tassen weißer Essig (5%)
- 4-1/2 Tassen Zucker
- 2 Esslöffel Senfkörner
- 1 Esslöffel Selleriesamen
- 1 Teelöffel gemahlene Kurkuma

Ausbeute: Ungefähr 6 Pints

Richtungen:

a) Kombinieren Sie Essig, Zucker und Gewürze in einem 12-Liter-Feuertopf oder einem großen Topf. Rühren und zum Kochen bringen. Vorbereitetes Jicama, Zwiebelscheiben und rote Paprika einrühren. Zurück zum Kochen bringen, Hitze reduzieren und 5 Minuten köcheln lassen. Gelegentlich umrühren.

b) Füllen Sie heiße Feststoffe in heiße Pintgläser und lassen Sie 1/2 Zoll Kopfraum. Mit kochender Kochflüssigkeit bedecken und 1/2 Zoll Kopfraum lassen.

c) Entfernen Sie Luftblasen und passen Sie den Kopfraum bei Bedarf an. Wischen Sie die Ränder der Gläser mit einem angefeuchteten sauberen Papiertuch ab.

72. Marinierte ganze Pilze

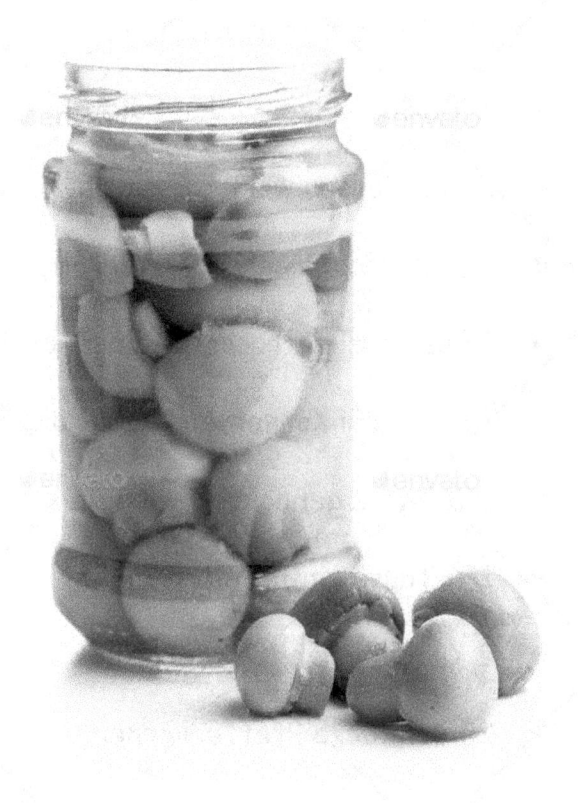

Zutaten:

- 7 Pfund. kleine ganze Pilze
- 1/2 Tasse Zitronensaft aus der Flasche
- 2 Tassen Oliven- oder Salatöl
- 2-1/2 Tassen weißer Essig (5%)
- 1 Esslöffel Oreganoblätter
- 1 Esslöffel getrocknete Basilikumblätter
- 1 Esslöffel Konserven- oder Pökelsalz
- 1/2 Tasse gehackte Zwiebeln
- 1/4 Tasse gewürfelter Piment
- 2 Knoblauchzehen, vierteln
- 25 schwarze Pfefferkörner

Ausbeute: Ungefähr 9 halbe Pints

Richtungen:

a) Wählen Sie sehr frische ungeöffnete Pilze mit Kappen von weniger als 1-1/4

Zoll im Durchmesser. Waschen. Schneiden Sie die Stiele ab und lassen Sie 1/4 Zoll an der Kappe. Fügen Sie Zitronensaft und Wasser hinzu, um zu bedecken. Zum Kochen bringen. 5 Minuten köcheln lassen. Pilze abtropfen lassen.

b) Olivenöl, Essig, Oregano, Basilikum und Salz in einem Topf vermischen. Zwiebeln und Pimiento einrühren und zum Kochen erhitzen.

c) Geben Sie 1/4 Knoblauchzehe und 2-3 Pfefferkörner in ein 0,5-Liter-Glas. Füllen Sie heiße Gläser mit Pilzen und heißer, gut gemischter Öl- / Essiglösung und lassen Sie 1/2-Zoll-Kopfraum.

d) Entfernen Sie Luftblasen und passen Sie den Kopfraum bei Bedarf an. Wischen Sie die Ränder der Gläser mit einem angefeuchteten sauberen Papiertuch ab.

73. Eingelegte Dill-Okra

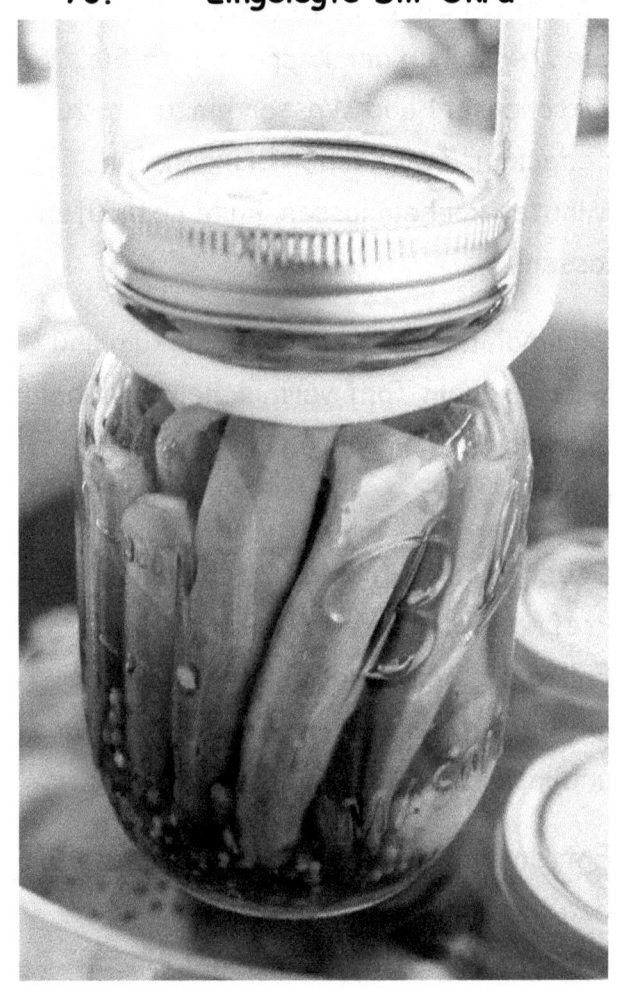

Zutaten

- 7 Pfund. kleine Okraschoten
- 6 kleine Peperoni
- 4 Teelöffel Dillsamen
- 8 bis 9 Knoblauchzehen
- 2/3 Tasse Konserven- oder Pökelsalz
- 6 Tassen Wasser
- 6 Tassen Essig (5%)

Ausbeute: Etwa 8 bis 9 Pints

Richtungen:

a) Okraschoten waschen und putzen. Füllen Sie heiße Gläser fest mit ganzen Okraschoten und lassen Sie 1/2-Zoll-Kopfraum. 1 Knoblauchzehe in jedes Glas geben.

b) Salz, Peperoni, Dillsamen, Wasser und Essig in einem großen Topf mischen und zum Kochen bringen. Gießen Sie heiße Beizlösung über Okra und lassen Sie 1/2 Zoll Kopfraum.

c) Entfernen Sie Luftblasen und passen Sie den Kopfraum bei Bedarf an. Wischen Sie die Ränder der Gläser mit einem angefeuchteten sauberen Papiertuch ab.

74. Eingelegte Perlzwiebeln

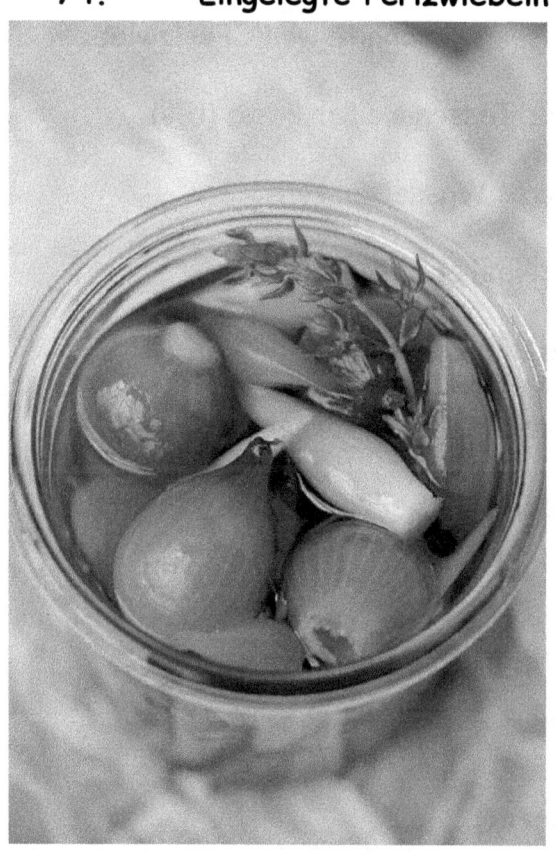

Zutaten:

- 8 Tassen geschälte weiße Perlzwiebeln
- 5-1/2 Tassen weißer Essig (5%)
- 1 Tasse Wasser
- 2 Teelöffel Dosensalz
- 2 Tassen Zucker
- 8 Teelöffel Senfkörner
- 4 Teelöffel Selleriesamen

Ausbeute: Etwa 3 bis 4 Pints

Richtungen:

a) Zum Schälen Zwiebeln einzeln in einen Drahtkorb oder ein Sieb geben, 30 Sekunden in kochendes Wasser tauchen, dann herausnehmen und 30 Sekunden in kaltes Wasser legen. Schneiden Sie eine 1/16-Zoll-Scheibe vom Wurzelende ab, entfernen Sie dann die Schale und schneiden Sie 1/16-Zoll vom anderen Ende der Zwiebel ab.

b) Kombinieren Sie Essig, Wasser, Salz und Zucker in einem 8-Liter-Schmortopf oder Suppentopf. Zum Kochen bringen und 3 Minuten kochen.

c) Geschälte Zwiebeln dazugeben und wieder aufkochen. Reduzieren Sie die Hitze auf ein Köcheln und erhitzen Sie es, bis es halb gar ist (ca. 5 Minuten).

d) In der Zwischenzeit 2 Teelöffel Senfsamen und 1 Teelöffel Selleriesamen in jedes leere heiße Pintglas geben. Mit heißen Zwiebeln füllen und 1 Zoll Kopfraum lassen. Mit heißer Beizflüssigkeit füllen und 1/2 Zoll Kopfraum lassen.

e) Entfernen Sie Luftblasen und passen Sie den Kopfraum bei Bedarf an. Wischen Sie die Ränder der Gläser mit einem angefeuchteten sauberen Papiertuch ab.

75. Marinierte Paprika

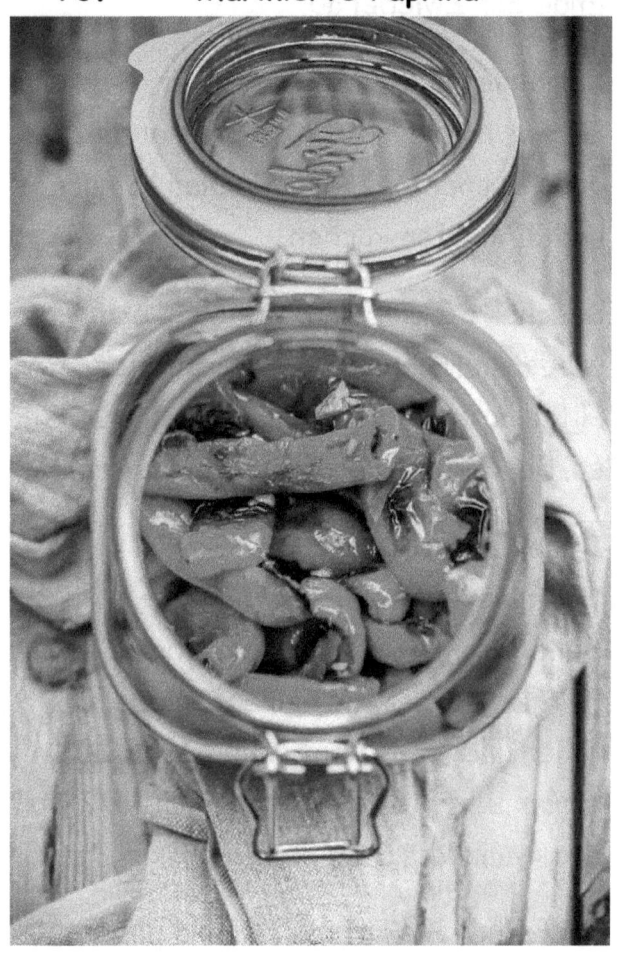

Zutaten:

- Bell, Ungarisch, Banane oder Jalapeño
- 4 Pfund. feste Paprika
- 1 Tasse Zitronensaft aus der Flasche
- 2 Tassen weißer Essig (5%)
- 1 Esslöffel Oreganoblätter
- 1 Tasse Oliven- oder Salatöl
- 1/2 Tasse gehackte Zwiebeln
- 2 Knoblauchzehen, geviertelt (optional)
- 2 Esslöffel zubereiteter Meerrettich (optional)

Ausbeute: Ungefähr 9 halbe Pints

Richtungen:

a) Wählen Sie Ihren Lieblingspfeffer. Achtung: Wenn Sie scharfe Paprika wählen, tragen Sie Plastik- oder Gummihandschuhe und berühren Sie Ihr Gesicht nicht, während Sie scharfe Paprika anfassen oder schneiden.

b) Waschen, schneiden Sie zwei bis vier Schlitze in jede Paprika und blanchieren Sie sie in kochendem Wasser oder blasen Sie die Haut von scharfen Paprikas mit einer dieser beiden Methoden auf:

c) Ofen- oder Grillmethode zur Blasenbildung auf der Haut – Legen Sie Paprikaschoten 6 bis 8 Minuten lang in einen heißen Ofen (400 ° F) oder unter einen Grill, bis die Haut Blasen bildet.

d) Top-Methode zur Blasenbildung auf der Haut – Heiße Brenner (entweder Gas- oder Elektrobrenner) mit dickem Drahtgeflecht abdecken.

e) Legen Sie die Paprika einige Minuten lang auf den Herd, bis die Haut Blasen wirft.

f) Nachdem die Haut Blasen geworfen hat, Paprika in eine Pfanne geben und mit einem feuchten Tuch abdecken. (Dies erleichtert das Schälen der Paprika.) Einige Minuten abkühlen lassen; schälen von Häuten. Ganze Paprika flachdrücken.

g) Alle restlichen Zutaten in einem Topf mischen und zum Kochen erhitzen. Geben Sie 1/4 Knoblauchzehe (optional) und 1/4 Teelöffel Salz in jedes heiße Halb-Pint-Glas oder 1/2 Teelöffel pro Pint. Heiße Gläser mit Paprika füllen. Fügen Sie heiße, gut gemischte Öl- / Pökellösung über Paprika hinzu und lassen Sie 1/2-Zoll-Kopfraum.

h) Entfernen Sie Luftblasen und passen Sie den Kopfraum bei Bedarf an. Wischen Sie die Ränder der Gläser mit einem angefeuchteten sauberen Papiertuch ab.

76. Eingelegte Paprika

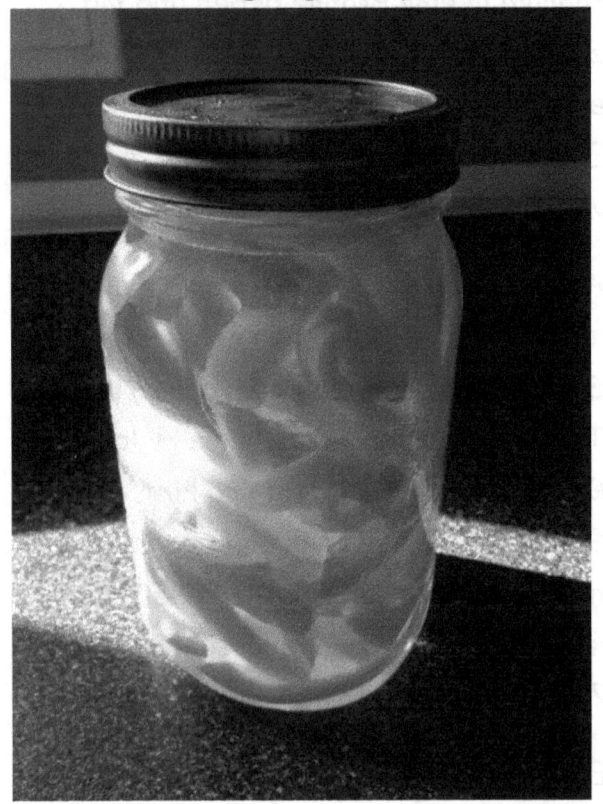

Zutaten:

- 7 Pfund. Paprika
- 3-1/2 Tassen Zucker
- 3 Tassen Essig (5%)
- 3 Tassen Wasser
- 9 Knoblauchzehen
- 4-1/2 Teelöffel Dosen- oder Pökelsalz

Ausbeute: Ungefähr 9 Pints

Richtungen:

a) Paprika waschen, vierteln, Kerne und Samen entfernen und alle Schönheitsfehler wegschneiden. Paprika in Streifen schneiden. Zucker, Essig und Wasser 1 Minute lang aufkochen.

b) Paprika zugeben und zum Kochen bringen. Geben Sie 1/2 Knoblauchzehe und 1/4 Teelöffel Salz in jedes heiße, sterile Halb-Pint-Glas; Verdoppeln Sie die Mengen für Pint-Gläser.

c) Fügen Sie Paprikastreifen hinzu und bedecken Sie sie mit heißer Essigmischung, wobei 1/2 Zoll übrig bleibt

77. Eingelegte Peperoni

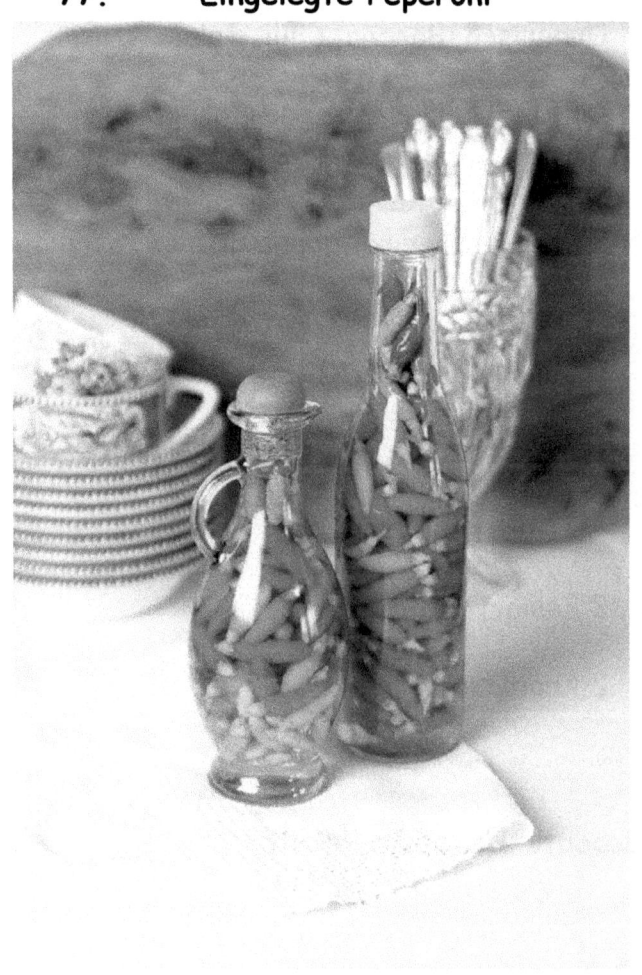

Zutaten:

- Ungarisch, Banane, Chili, Jalapeño
- 4 Pfund. heiße lange rote, grüne oder gelbe Paprika
- 3 Pfund. süßer roter und grüner Paprika, gemischt
- 5 Tassen Essig (5%)
- 1 Tasse Wasser
- 4 Teelöffel Dosen- oder Pökelsalz
- 2 Esslöffel Zucker
- 2 Knoblauchzehen

Ausbeute: Ungefähr 9 Pints

Richtungen:

a) Achtung: Tragen Sie Plastik- oder Gummihandschuhe und berühren Sie Ihr Gesicht nicht, während Sie Peperoni anfassen oder schneiden. Wenn Sie keine

Handschuhe tragen, waschen Sie Ihre Hände gründlich mit Wasser und Seife, bevor Sie Ihr Gesicht oder Ihre Augen berühren.

b) Paprika waschen. Wenn kleine Paprikaschoten ganz bleiben, schneiden Sie in jede 2 bis 4 Schlitze. Große Paprika vierteln.

c) Blanchieren Sie in kochendem Wasser oder blasen Sie scharfe Paprikaschoten mit einer dieser beiden Methoden auf:

d) Ofen- oder Grillmethode zur Blasenbildung auf der Haut – Legen Sie Paprikaschoten 6 bis 8 Minuten lang in einen heißen Ofen (400 ° F) oder unter einen Grill, bis die Haut Blasen bildet.

e) Top-Methode zur Blasenbildung auf der Haut – Heiße Brenner (entweder Gas- oder Elektrobrenner) mit dickem Drahtgeflecht abdecken.

f) Legen Sie die Paprika einige Minuten lang auf den Herd, bis die Haut Blasen wirft.

g) Nachdem die Haut Blasen geworfen hat, Paprika in eine Pfanne geben und mit einem feuchten Tuch abdecken. (Dies erleichtert das Schälen der Paprika.) Einige Minuten abkühlen lassen; schälen von Häuten. Kleine Paprika flachdrücken. Große Paprika vierteln. Füllen Sie heiße Gläser mit Paprika und lassen Sie 1/2-Zoll-Kopfraum.

h) Kombinieren und erhitzen Sie die anderen Zutaten zum Kochen und lassen Sie sie 10 Minuten köcheln. Knoblauch entfernen. Fügen Sie heiße Beizlösung über Paprika hinzu und lassen Sie 1/2-Zoll-Kopfraum.

i) Entfernen Sie Luftblasen und passen Sie den Kopfraum bei Bedarf an. Wischen Sie die Ränder der Gläser mit einem angefeuchteten sauberen Papiertuch ab.

78. Eingelegte Jalapeño-Pfefferringe

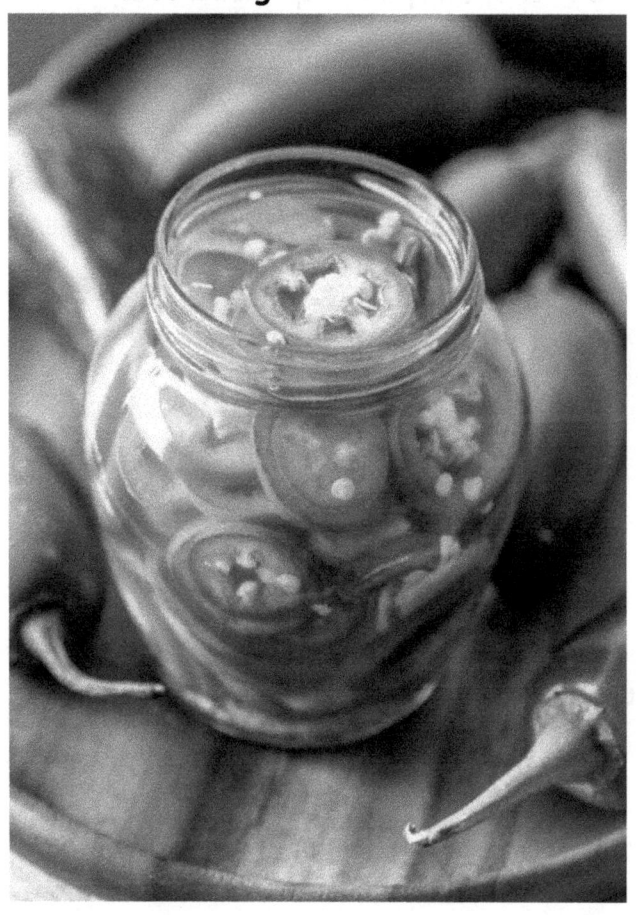

Zutaten:

- 3 Pfund. Jalapeño-Paprikaschoten
- 1-1/2 Tassen Beizkalk
- 1-1/2 Gallonen Wasser
- 7-1/2 Tassen Apfelessig (5%)
- 1-3/4 Tassen Wasser
- 2-1/2 Esslöffel Dosensalz
- 3 Esslöffel Selleriesamen
- 6 Esslöffel Senfkörner

Ausbeute: Ungefähr 6 Pint-Gläser

Richtungen:

a) Achtung: Tragen Sie Plastik- oder Gummihandschuhe und berühren Sie Ihr Gesicht nicht, während Sie Peperoni anfassen oder schneiden.

b) Paprika gut waschen und in 1/4-Zoll dicke Scheiben schneiden. Stielende wegwerfen.

c) Mischen Sie 1-1/2 Tassen Pökelkalk mit 1-1/2 Gallonen Wasser in einem Behälter aus Edelstahl, Glas oder lebensmittelechtem Kunststoff. Vermeiden Sie das Einatmen von Kalkstaub beim Mischen der Kalk-Wasser-Lösung.

d) Paprikascheiben in Limettenwasser im Kühlschrank 18 Stunden einweichen und dabei gelegentlich umrühren (es können 12 bis 24 Stunden verwendet werden). Limettenlösung von den eingeweichten Paprikaringen abtropfen lassen.

e) Paprika vorsichtig, aber gründlich mit Wasser abspülen. Paprikaringe mit frischem kaltem Wasser bedecken und 1 Stunde im Kühlschrank einweichen. Paprikawasser abgießen. Wiederholen Sie die Schritte zum Spülen, Einweichen und Abtropfen noch zweimal. Zum Schluss gründlich abtropfen lassen.

f) Geben Sie 1 Esslöffel Senfsamen und 1-1/2 Teelöffel Selleriesamen auf den Boden jedes heißen Pintglases. Packen Sie abgetropfte Pfefferringe in die Gläser und lassen Sie 1/2-Zoll-Kopfraum. Bringen Sie Apfelessig, 1-3/4 Tassen Wasser und Dosensalz bei starker Hitze zum Kochen. Schöpfen Sie kochend heiße Solelösung über Pfefferringe in Gläsern und lassen Sie 1/2-Zoll-Kopfraum.

g) Entfernen Sie Luftblasen und passen Sie den Kopfraum bei Bedarf an. Wischen Sie die Ränder der Gläser mit einem angefeuchteten sauberen Papiertuch ab.

79.   Eingelegte gelbe Paprikaringe

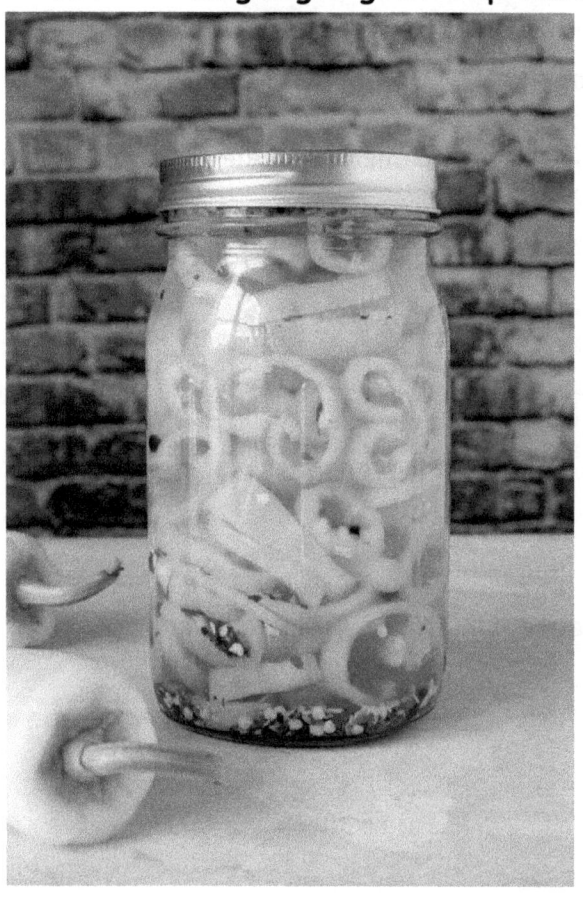

Zutaten:

- 2-1/2 bis 3 Pfund. gelbe (Bananen-) Paprika
- 2 Esslöffel Selleriesamen
- 4 Esslöffel Senfkörner
- 5 Tassen Apfelessig (5%)
- 1-1/4 Tassen Wasser
- 5 Teelöffel Dosensalz

Ausbeute: Ungefähr 4 Pint-Gläser

Richtungen:

a) Paprika gut waschen und Stielende entfernen; Paprika in 1/4-Zoll dicke Ringe schneiden. Legen Sie 1/2 Esslöffel Selleriesamen und 1 Esslöffel Senfsamen auf den Boden jedes leeren heißen Pintglases.

b) Füllen Sie Pfefferringe in Gläser und lassen Sie 1/2-Zoll-Kopfraum. Kombinieren Sie in einem 4-Liter-Schmortopf oder Topf Apfelessig, Wasser und Salz; zum Kochen erhitzen. Paprikaringe mit kochender Beizflüssigkeit bedecken und 1/2 Zoll Kopfraum lassen.

c) Entfernen Sie Luftblasen und passen Sie den Kopfraum bei Bedarf an. Wischen Sie die Ränder der Gläser mit einem angefeuchteten sauberen Papiertuch ab.

80. Eingelegte süße grüne Tomaten

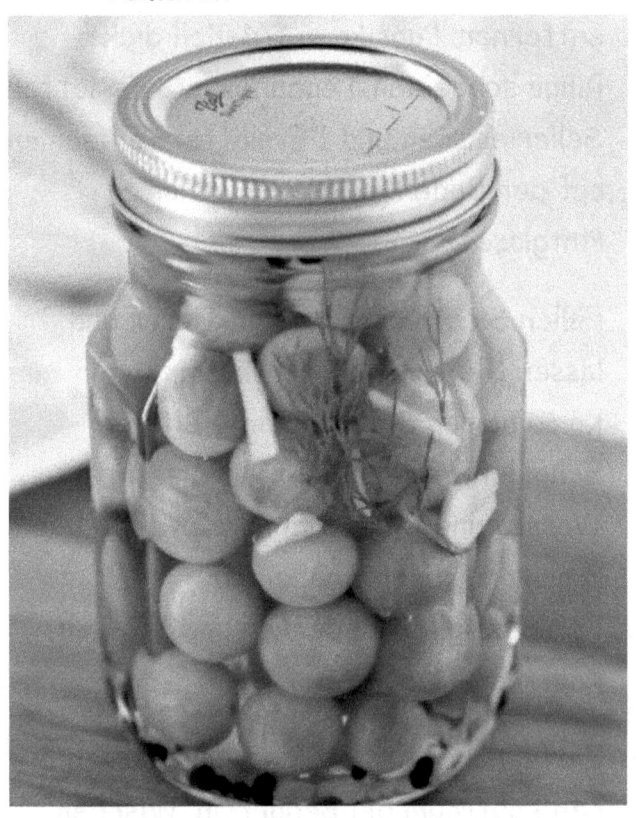

Zutaten:

- 10 bis 11 Pfund. von grünen Tomaten
- 2 Tassen geschnittene Zwiebeln
- 1/4 Tasse Dosen- oder Pökelsalz
- 3 Tassen brauner Zucker
- 4 Tassen Essig (5%)
- 1 Esslöffel Senfkörner
- 1 Esslöffel Piment
- 1 Esslöffel Selleriesamen
- 1 Esslöffel ganze Nelken

Ausbeute: Ungefähr 9 Pints

Richtungen:

a) Tomaten und Zwiebeln waschen und in Scheiben schneiden. In eine Schüssel geben, mit 1/4 Tasse Salz bestreuen und 4 bis 6 Stunden stehen lassen. Abfluss.

Zucker in Essig erhitzen und einrühren, bis er sich aufgelöst hat.

b) Senfsamen, Piment, Selleriesamen und Nelken in einem Gewürzbeutel binden. Mit Tomaten und Zwiebeln zu Essig geben. Fügen Sie bei Bedarf minimal Wasser hinzu, um die Stücke zu bedecken. Zum Kochen bringen und 30 Minuten köcheln lassen, dabei nach Bedarf umrühren, um ein Anbrennen zu verhindern. Tomaten sollten zart und transparent sein, wenn sie richtig gekocht werden.

c) Gewürzbeutel entfernen. Füllen Sie das heiße Glas mit Feststoffen und bedecken Sie es mit heißer Beizlösung, wobei Sie 1/2 Zoll Kopfraum lassen.

d) Entfernen Sie Luftblasen und passen Sie den Kopfraum bei Bedarf an. Wischen Sie die Ränder der Gläser mit einem angefeuchteten sauberen Papiertuch ab.

81.   Eingelegtes Mischgemüse

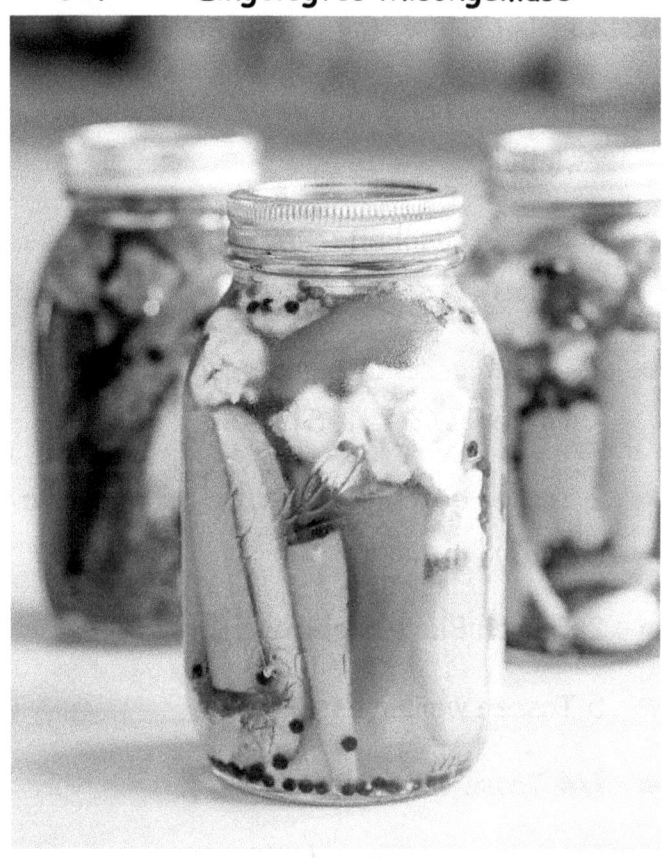

Zutaten:

- 4 Pfund. von 4- bis 5-Zoll-Einlegegurken
- 2 lbs. geschälte und geviertelte kleine Zwiebeln
- 4 Tassen geschnittener Sellerie (1-Zoll-Stücke)
- 2 Tassen geschälte und geschnittene Karotten (1/2-Zoll-Stücke)
- 2 Tassen geschnittene süße rote Paprika (1/2-Zoll-Stücke)
- 2 Tassen Blumenkohlröschen
- 5 Tassen weißer Essig (5%)
- 1/4 Tasse zubereiteter Senf
- 1/2 Tasse Dosen- oder Pökelsalz
- 3-1/2 Tassen Zucker
- 3 Esslöffel Selleriesamen
- 2 Esslöffel Senfkörner
- 1/2 Teelöffel ganze Nelken
- 1/2 Teelöffel gemahlene Kurkuma

Ausbeute: Ungefähr 10 Pints

Richtungen:

a) Kombinieren Sie das Gemüse, bedecken Sie es mit 2 Zoll Eiswürfeln oder zerstoßenem Eis und stellen Sie es 3 bis 4 Stunden lang in den Kühlschrank. Kombinieren Sie in einem 8-Liter-Kessel Essig und Senf und mischen Sie gut. Salz, Zucker, Selleriesamen, Senfkörner, Nelken, Kurkuma hinzufügen. Zum Kochen bringen. Gemüse abtropfen lassen und in die heiße Pökellösung geben.

b) Abdecken und langsam zum Kochen bringen. Gemüse abtropfen lassen, aber Beizlösung aufbewahren. Füllen Sie Gemüse in heiße, sterile Pint-Gläser oder heiße Quarts und lassen Sie 1/2-Zoll-Kopfraum. Fügen Sie die Beizlösung hinzu und lassen Sie einen Kopfraum von 1/2 Zoll.

c) Entfernen Sie Luftblasen und passen Sie den Kopfraum bei Bedarf an. Wischen Sie die Ränder der Gläser mit einem angefeuchteten sauberen Papiertuch ab.

82. Eingelegte Brot-und-Butter-Zucchini

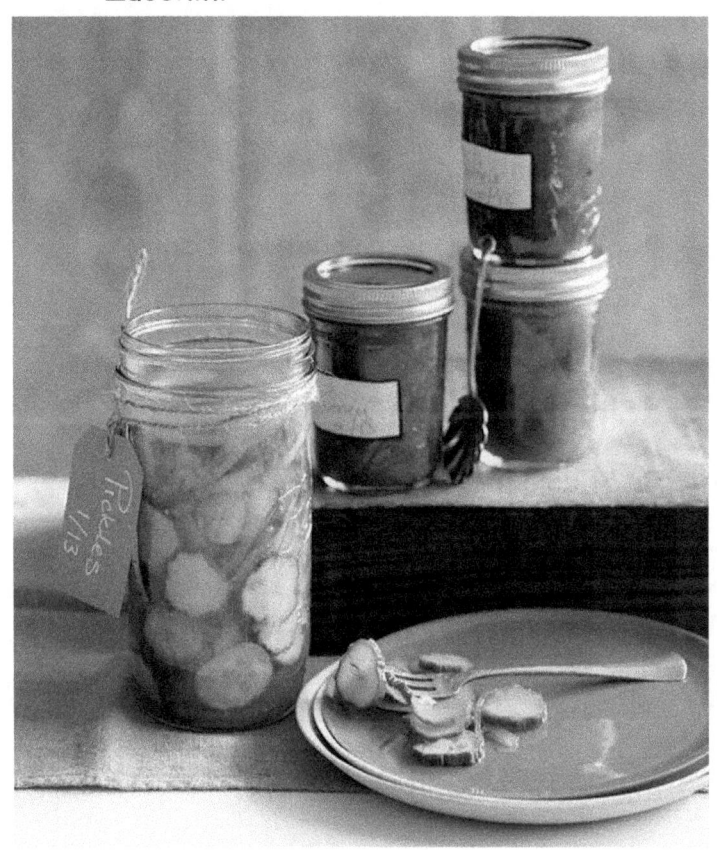

Zutaten:

- 16 Tassen frische Zucchini, in Scheiben geschnitten
- 4 Tassen Zwiebeln, in dünne Scheiben geschnitten
- 1/2 Tasse Dosen- oder Pökelsalz
- 4 Tassen weißer Essig (5%)
- 2 Tassen Zucker
- 4 Esslöffel Senfkörner
- 2 Esslöffel Selleriesamen
- 2 Teelöffel gemahlene Kurkuma

Ausbeute: Etwa 8 bis 9 Pints

Richtungen:

a) Zucchini- und Zwiebelscheiben mit 2,5 cm Wasser und Salz bedecken. 2 Stunden stehen lassen und gründlich abtropfen lassen. Essig, Zucker und Gewürze verrühren. Zum Kochen bringen und Zucchini und Zwiebeln hinzufügen. 5 Minuten köcheln lassen und heiße Gläser mit Mischung und Beizlösung füllen, dabei 1/2 Zoll Kopfraum lassen.

b) Entfernen Sie Luftblasen und passen Sie den Kopfraum bei Bedarf an. Wischen Sie die Ränder der Gläser mit einem angefeuchteten sauberen Papiertuch ab.

83. Chayote- und Birnenrelish

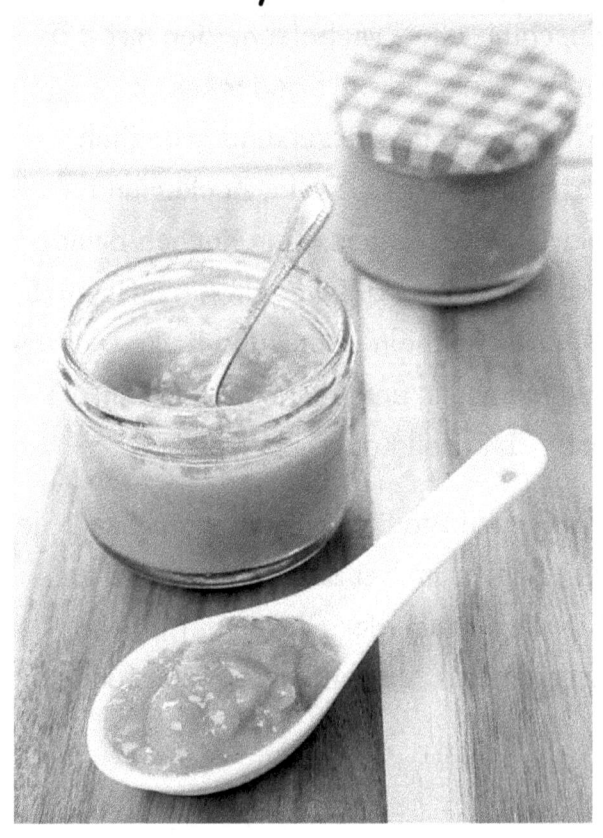

Zutaten:

- 3-1/2 Tassen geschälte, gewürfelte Chayote
- 3-1/2 Tassen geschälte, gewürfelte Seckelbirnen
- 2 Tassen gehackte rote Paprika
- 2 Tassen gehackte gelbe Paprika
- 3 Tassen gehackte Zwiebel
- 2 Serrano-Paprikaschoten, gehackt
- 2-1/2 Tassen Apfelessig (5%)
- 1-1/2 Tassen Wasser
- 1 Tasse weißer Zucker
- 2 Teelöffel Dosensalz
- 1 Teelöffel gemahlener Piment
- 1 Teelöffel gemahlenes Kürbiskuchengewürz

Ausbeute: Ungefähr 5 Pint-Gläser

Richtungen:

a) Chayote und Birnen waschen, schälen und in 1/2-Zoll-Würfel schneiden, Kerne und Samen entfernen. Zwiebeln und Paprika hacken. Kombinieren Sie Essig, Wasser, Zucker, Salz und Gewürze in einem Schmortopf oder einem großen Topf. Zum Kochen bringen, umrühren, um den Zucker aufzulösen.

b) Gehackte Zwiebeln und Paprika hinzufügen; wieder zum Kochen bringen und 2 Minuten kochen lassen, dabei gelegentlich umrühren.

c) Fügen Sie gewürfelten Chayote und Birnen hinzu; zum Siedepunkt zurückkehren und Hitze abstellen. Füllen Sie die heißen Feststoffe in heiße Pintgläser und lassen Sie einen Kopfraum von 1 Zoll. Mit kochender Kochflüssigkeit bedecken und 1/2 Zoll Kopfraum lassen.

d) Entfernen Sie Luftblasen und passen Sie den Kopfraum bei Bedarf an. Wischen

Sie die Ränder der Gläser mit einem angefeuchteten sauberen Papiertuch ab.

84. Piccalilli

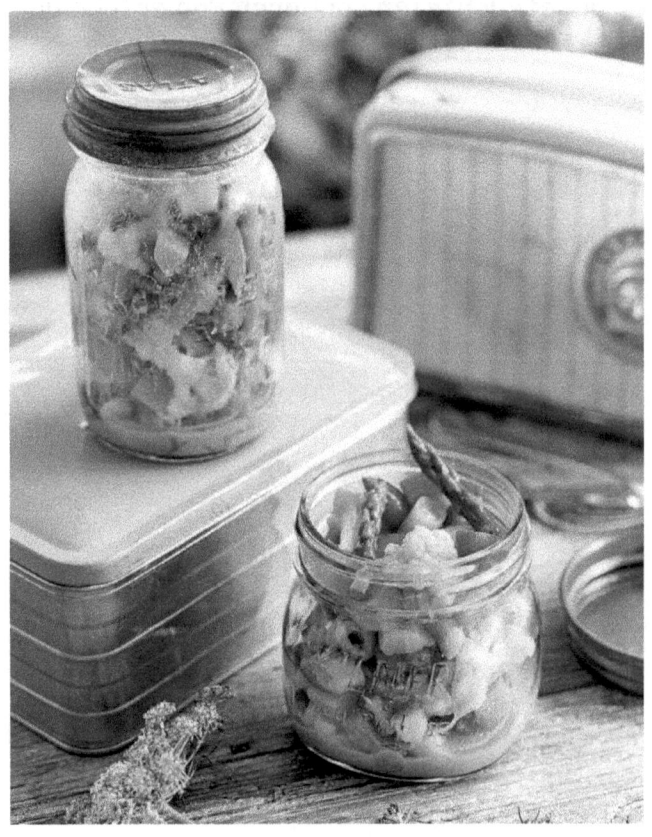

Zutaten:

- 6 Tassen gehackte grüne Tomaten
- 1-1/2 Tassen gehackte süße rote Paprika
- 1-1/2 Tassen gehackte grüne Paprika
- 2-1/4 Tassen gehackte Zwiebeln
- 7-1/2 Tassen gehackter Kohl
- 1/2 Tasse Dosen- oder Pökelsalz
- 3 Esslöffel ganzes gemischtes Beizgewürz
- 4-1/2 Tassen Essig (5%)
- 3 Tassen brauner Zucker

Ausbeute: Ungefähr 9 halbe Pints

Richtungen:

a) Gemüse waschen, hacken und mit 1/2 Tasse Salz mischen. Mit heißem Wasser bedecken und 12 Stunden stehen lassen. Abtropfen lassen und in ein sauberes weißes Tuch drücken, um alle mögliche Flüssigkeit zu entfernen. Gewürze locker in einen Gewürzbeutel binden und zu der Mischung aus Essig und braunem Zucker geben und in einer Soßenpfanne zum Kochen bringen.

b) Fügen Sie Gemüse hinzu und kochen Sie es 30 Minuten lang oder bis das Volumen der Mischung um die Hälfte reduziert ist. Gewürzbeutel entfernen.

c) Füllen Sie heiße sterile Gläser mit heißer Mischung und lassen Sie 1/2-Zoll-Kopfraum.

d) Entfernen Sie Luftblasen und passen Sie den Kopfraum bei Bedarf an. Wischen Sie die Ränder der Gläser mit einem angefeuchteten sauberen Papiertuch ab.

85. Gurkengenuss

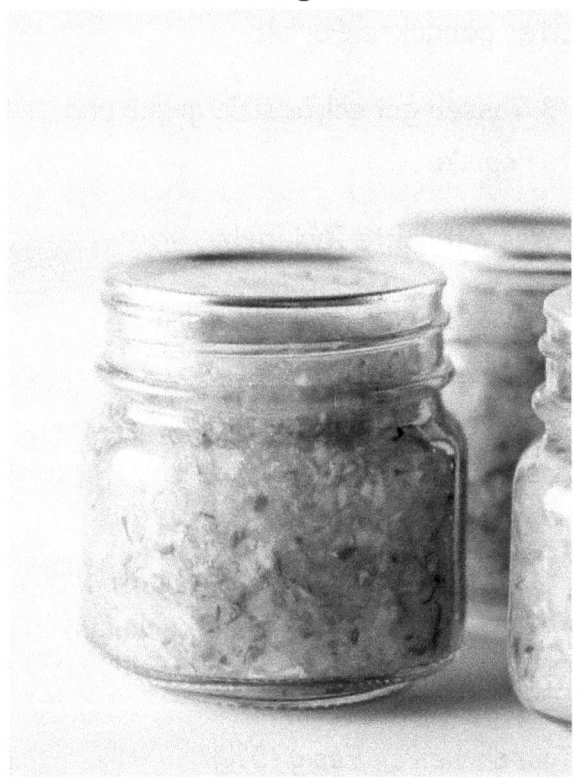

Zutaten:

- 3 Liter gehackte Gurken
- Je 3 Tassen gehackte süße grüne und rote Paprika
- 1 Tasse gehackte Zwiebeln
- 3/4 Tasse Dosen- oder Pökelsalz
- 4 Tassen Eis
- 8 Tassen Wasser
- 2 Tassen Zucker
- Je 4 Teelöffel Senfkörner, Kurkuma, ganzer Piment und ganze Nelken
- 6 Tassen weißer Essig (5%)

Ausbeute: Ungefähr 9 Pints

Richtungen:

a) Gurken, Paprika, Zwiebeln, Salz und Eis in Wasser geben und 4 Stunden stehen lassen. Gemüse abgießen und für eine weitere Stunde wieder mit frischem Eiswasser bedecken. Wieder abtropfen lassen.

b) Kombinieren Sie Gewürze in einem Gewürz- oder Seihtuchbeutel. Fügen Sie Gewürze zu Zucker und Essig hinzu. Zum Kochen erhitzen und die Mischung über das Gemüse gießen.

c) Abdecken und 24 Stunden kühl stellen. Erhitzen Sie die Mischung zum Sieden und in heiße Gläser und lassen Sie einen Kopfraum von 1/2 Zoll.

d) Entfernen Sie Luftblasen und passen Sie den Kopfraum bei Bedarf an. Wischen Sie die Ränder der Gläser mit einem angefeuchteten sauberen Papiertuch ab.

86. Eingelegter Mais-Relish

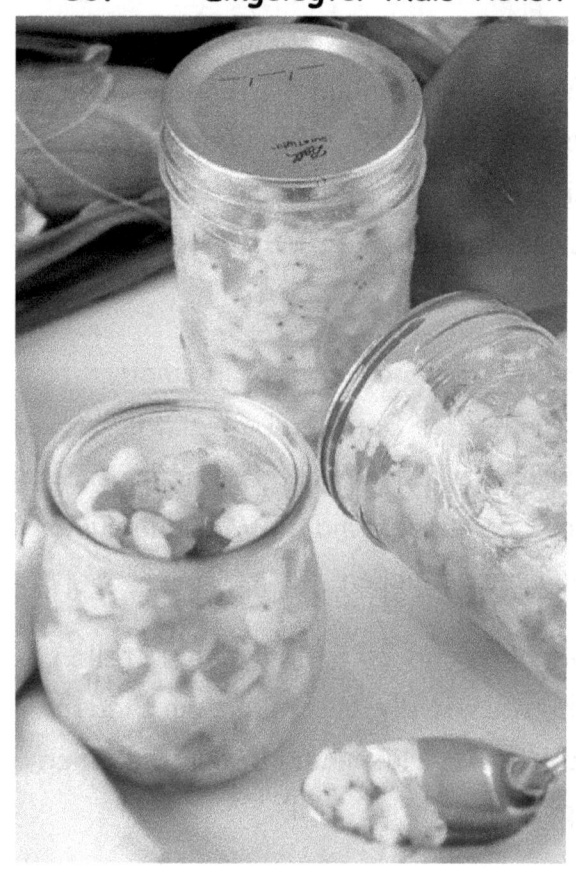

Zutaten:

- 10 Tassen frischer Vollkornmais
- 2-1/2 Tassen gewürfelte süße rote Paprika
- 2-1/2 Tassen gewürfelte süße grüne Paprika
- 2-1/2 Tassen gehackter Sellerie
- 1-1/4 Tassen gewürfelte Zwiebeln
- 1-3/4 Tassen Zucker
- 5 Tassen Essig (5%)
- 2-1/2 Esslöffel Konserven- oder Pökelsalz
- 2-1/2 Teelöffel Selleriesamen
- 2-1/2 Esslöffel trockener Senf
- 1-1/4 Teelöffel Kurkuma

Ausbeute: Ungefähr 9 Pints

Richtungen:

a) Maiskolben 5 Minuten kochen. In kaltes Wasser tauchen. Schneiden Sie ganze Maiskörner vom Maiskolben oder verwenden Sie sechs 10-Unzen-Tiefkühlpackungen Mais.

b) Kombinieren Sie Paprika, Sellerie, Zwiebeln, Zucker, Essig, Salz und Selleriesamen in einem Topf.

c) Zum Kochen bringen und 5 Minuten köcheln lassen, gelegentlich umrühren. Senf und Kurkuma in 1/2 Tasse der gekochten Mischung mischen. Fügen Sie diese Mischung und den Mais der heißen Mischung hinzu.

d) Weitere 5 Minuten köcheln lassen. Füllen Sie heiße Gläser mit heißer Mischung und lassen Sie 1/2-Zoll-Kopfraum.

e) Entfernen Sie Luftblasen und passen Sie den Kopfraum bei Bedarf an. Wischen Sie die Ränder der Gläser mit einem angefeuchteten sauberen Papiertuch ab.

87. Eingelegtes grünes Tomatenrelish

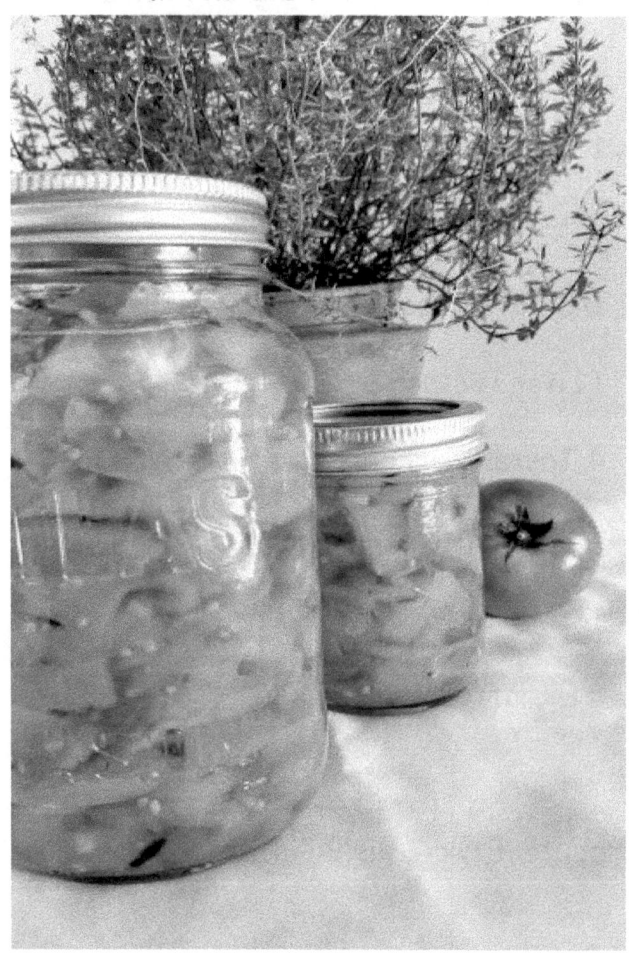

Zutaten:

- 10 Pfund. kleine, harte grüne Tomaten
- 1-1/2 Pfund. rote Paprika
- 1-1/2 Pfund. grüne Paprika
- 2 lbs. Zwiebeln
- 1/2 Tasse Dosen- oder Pökelsalz
- 1 Liter Wasser
- 4 Tassen Zucker
- 1 Liter Essig (5%)
- 1/3 Tasse vorbereiteter gelber Senf
- 2 Esslöffel Maisstärke

Ausbeute: Etwa 7 bis 9 Pints

Richtungen:

a) Tomaten, Paprika und Zwiebeln waschen und grob raspeln oder würfeln. Salz in Wasser auflösen und in einem großen Kessel über das Gemüse gießen.

b) Zum Kochen bringen und 5 Minuten köcheln lassen. Im Sieb abtropfen lassen. Geben Sie das Gemüse in den Wasserkocher zurück.

c) Zucker, Essig, Senf und Maisstärke hinzufügen. Zum Mischen umrühren. Zum Kochen bringen und 5 Minuten köcheln lassen.

d) Heiße, sterile Pintgläser mit heißem Relish füllen, dabei 1/2 Zoll Kopfraum lassen.

e) Entfernen Sie Luftblasen und passen Sie den Kopfraum bei Bedarf an. Wischen Sie die Ränder der Gläser mit einem angefeuchteten sauberen Papiertuch ab.

88. Eingelegte Meerrettichsauce

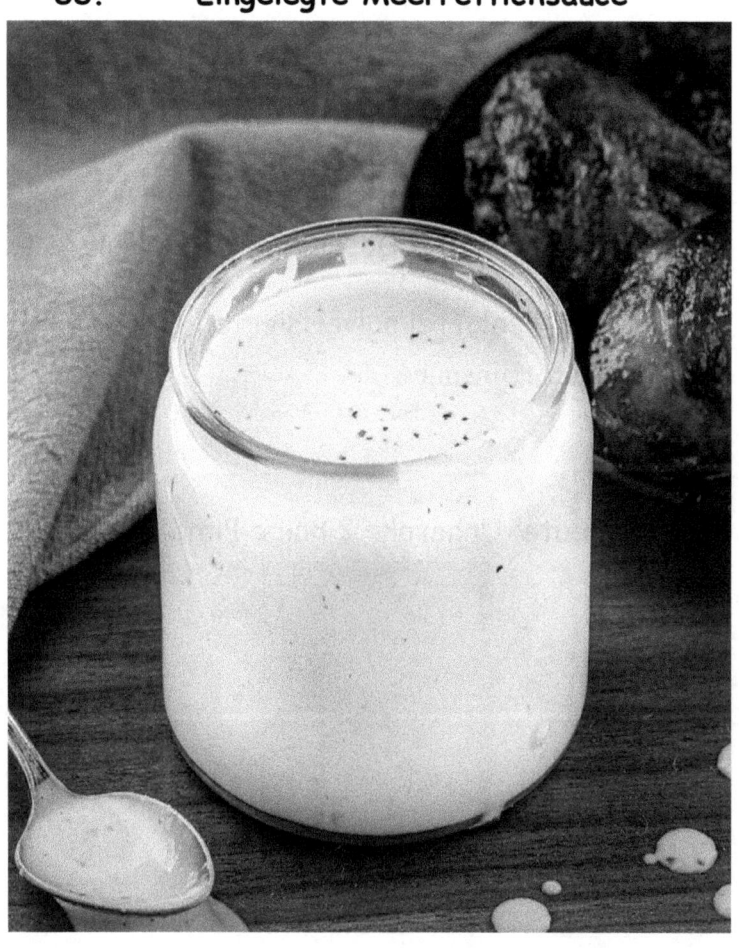

Zutaten:

- 2 Tassen (3/4 lb.) frisch geriebener Meerrettich
- 1 Tasse weißer Essig (5%)
- 1/2 Teelöffel Dosen- oder Pökelsalz
- 1/4 Teelöffel pulverisierte Ascorbinsäure

Ausbeute: Ungefähr 2 halbe Pints

Richtungen:

a) Die Schärfe von frischem Meerrettich verfliegt innerhalb von 1 bis 2 Monaten, auch im Kühlschrank. Stellen Sie daher immer nur kleine Mengen auf einmal her.

b) Meerrettichwurzeln gründlich waschen und braune Außenhaut abziehen. Die geschälten Wurzeln können in einer Küchenmaschine gerieben oder in kleine Würfel geschnitten und durch einen Fleischwolf gegeben werden.

c) Kombinieren Sie die Zutaten und füllen Sie sie in sterile Gläser und lassen Sie 1/4-Zoll-Kopfraum.

d) Gläser fest verschließen und im Kühlschrank aufbewahren.

89. Eingelegtes Paprika-Zwiebel-Relish

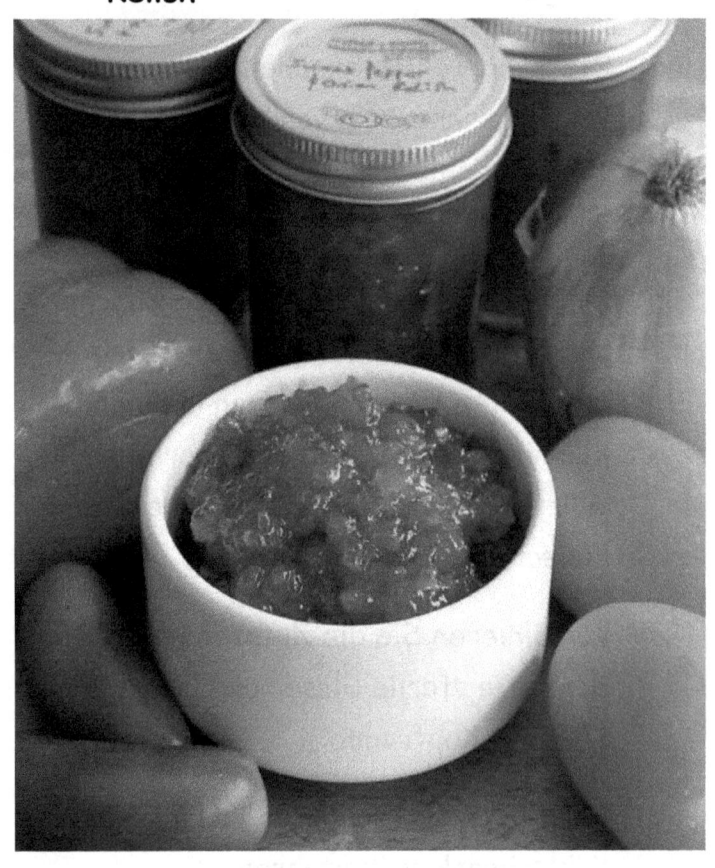

Zutaten:

- 6 Tassen gehackte Zwiebeln
- 3 Tassen gehackte süße rote Paprika
- 3 Tassen gehackte grüne Paprika
- 1-1/2 Tassen Zucker
- 6 Tassen Essig (5%), vorzugsweise weiß destilliert
- 2 Esslöffel Konserven- oder Pökelsalz

Ausbeute: Ungefähr 9 halbe Pints

Richtungen:

a) Gemüse waschen und schneiden. Kombinieren Sie alle Zutaten und kochen Sie vorsichtig, bis die Mischung eindickt und das Volumen um die Hälfte reduziert ist (etwa 30 Minuten).

b) Heiße, sterile Gläser mit heißem Relish füllen, 1/2 Zoll Luftraum lassen und fest verschließen.

c) Im Kühlschrank aufbewahren und innerhalb eines Monats aufbrauchen.

90. Würziges Jicama-Geschmack

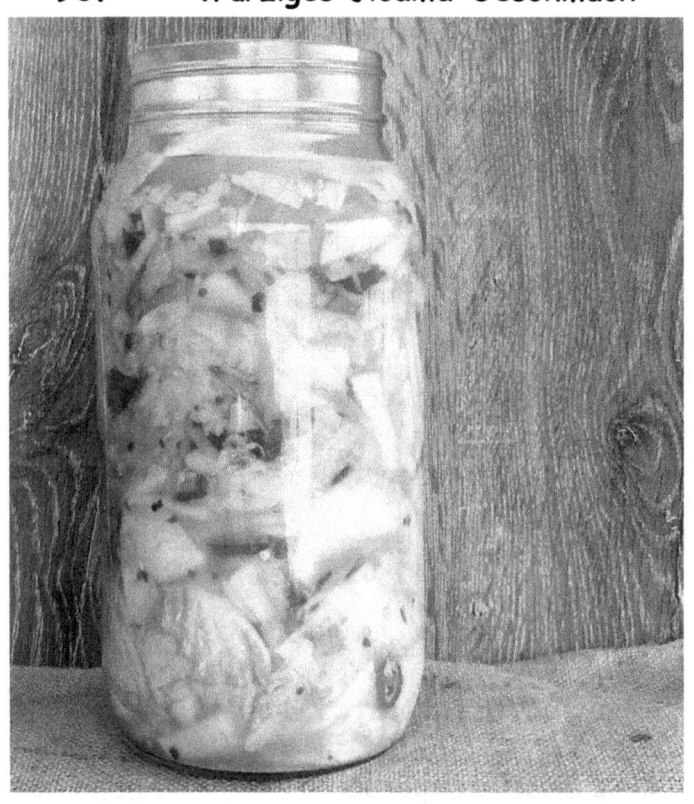

Zutaten:

- 9 Tassen gewürfelte Jicama
- 1 Esslöffel ganzes gemischtes Beizgewürz
- 1 2-Zoll-Zimtstange
- 8 Tassen weißer Essig (5%)
- 4 Tassen Zucker
- 2 Teelöffel zerstoßener roter Pfeffer
- 4 Tassen gewürfelte gelbe Paprika
- 4-1/2 Tassen gewürfelte rote Paprika
- 4 Tassen gehackte Zwiebel
- 2 frische Peperoni

Ausbeute: Ungefähr 7 Pint-Gläser

Richtungen:

a) Achtung: Tragen Sie Plastik- oder Gummihandschuhe und berühren Sie Ihr Gesicht nicht, während Sie Peperoni anfassen oder schneiden. Jicama waschen, schälen und zuschneiden; Würfel.

b) Legen Sie Gewürzgurke und Zimt auf ein sauberes, doppellagiges, 6 Zoll großes Stück Käsetuch aus 100 % Baumwolle.

c) Bringen Sie die Ecken zusammen und binden Sie sie mit einer sauberen Schnur zusammen.

d) Kombinieren Sie in einem 4-Liter-Feuertopf oder Topf Gewürzbeutel, Essig, Zucker und zerkleinerten roten Pfeffer. Zum Kochen bringen, umrühren, um den Zucker aufzulösen. Gewürfelte Jicama, Paprika, Zwiebel und Fingerhots unterrühren. Bringen Sie die Mischung zum Sieden zurück.

e) Hitze reduzieren und zugedeckt bei mittlerer Hitze etwa 25 Minuten köcheln lassen. Gewürzbeutel entsorgen. Relish in heiße Pint-Gläser füllen und 1/2-Zoll-Kopfraum lassen. Mit heißer Beizflüssigkeit bedecken und 1/2 Zoll Kopfraum lassen.

f) Entfernen Sie Luftblasen und passen Sie den Kopfraum bei Bedarf an. Wischen Sie die Ränder der Gläser mit einem angefeuchteten sauberen Papiertuch ab.

91. Scharfes Tomatillo-Relish

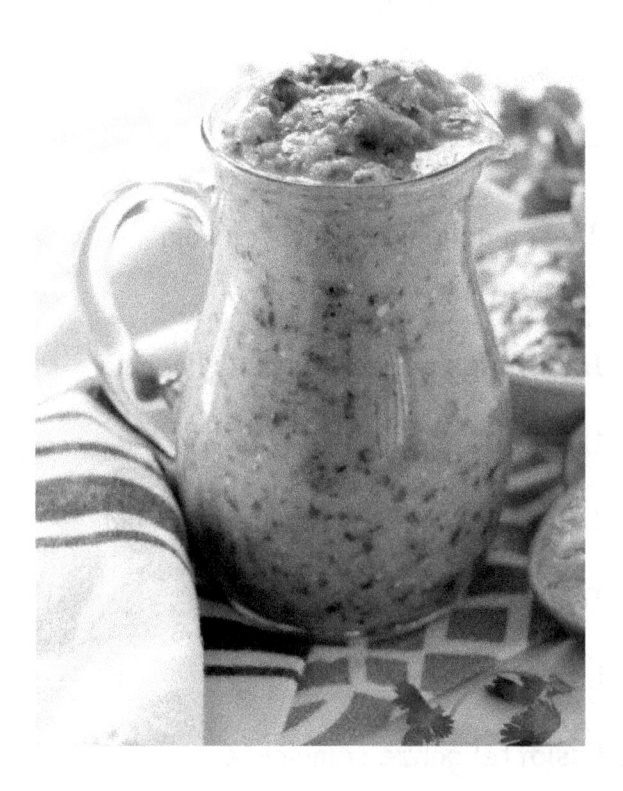

Zutaten:

- 12 Tassen gehackte Tomatillos
- 3 Tassen gehackte Jicama
- 3 Tassen gehackte Zwiebel
- 6 Tassen gehackte Tomaten vom Pflaumentyp
- 1-1/2 Tassen gehackte grüne Paprika
- 1-1/2 Tassen gehackte rote Paprika
- 1-1/2 Tassen gehackte gelbe Paprika
- 1 Tasse Dosensalz
- 2 Liter Wasser
- 6 Esslöffel ganze gemischte Beizgewürze
- 1 Esslöffel zerkleinerte Paprikaflocken (optional)
- 6 Tassen Zucker
- 6-1/2 Tassen Apfelessig (5%)

Ausbeute: Ungefähr 6 oder 7 Pints

Richtungen:

a) Tomaten von der Schale befreien und gut waschen. Jicama und Zwiebel schälen. Waschen Sie alles Gemüse gut, bevor Sie es schneiden und schneiden.

b) Gehackte Tomatillos, Jicama, Zwiebel, Tomaten und alle Paprikaschoten in einen 4-Liter-Schmortopf oder Saucepot geben. Konservensalz in Wasser auflösen. Über das vorbereitete Gemüse gießen. Zum Sieden erhitzen; 5 Minuten köcheln lassen.

c) Gründlich durch ein mit einem Käsetuch ausgelegtes Sieb abtropfen lassen (bis kein Wasser mehr durchtropft, etwa 15 bis 20 Minuten).

d) Geben Sie das Beizgewürz und optional rote Paprikaflocken auf ein sauberes, doppellagiges, 6 Zoll großes Stück

92. Eingelegte Rüben ohne Zuckerzusatz

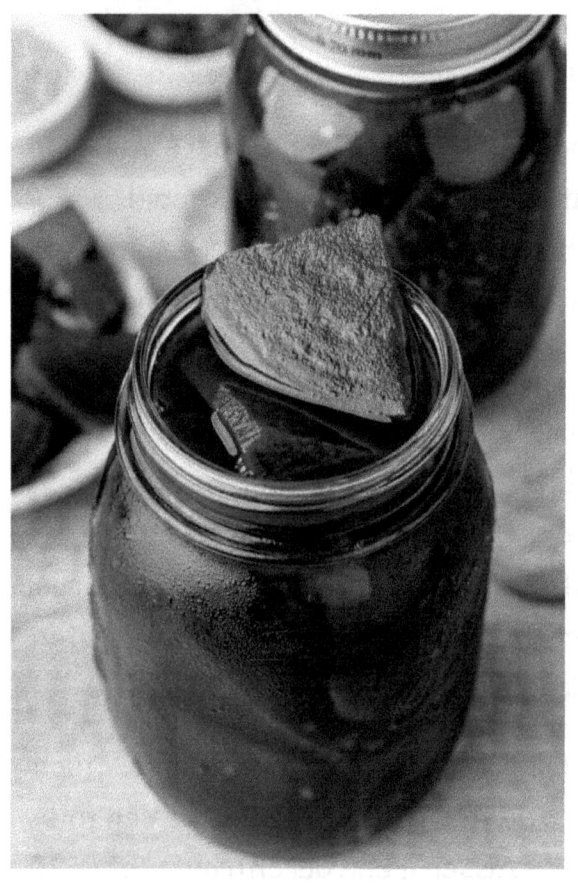

Zutaten:

- 7 Pfund. von Rüben mit einem Durchmesser von 2 bis 2 1/2 Zoll
- 4 bis 6 Zwiebeln (2 bis 2-1/2 Zoll Durchmesser), falls gewünscht
- 6 Tassen weißer Essig (5 Prozent)
- 1-1/2 Teelöffel Dosen- oder Pökelsalz
- 2 Tassen Splenda
- 3 Tassen Wasser
- 2 Zimtstangen
- 12 ganze Nelken

Ausbeute: Ungefähr 8 Pints

Richtungen:

a) Schneiden Sie die Spitzen der Rüben ab und lassen Sie 1 Zoll Stiel und Wurzeln, um ein Ausbluten der Farbe zu verhindern. Gründlich waschen. Nach Größe sortieren.

b) Bedecken Sie ähnliche Größen zusammen mit kochendem Wasser und kochen Sie bis sie weich sind (ca. 25 bis 30 Minuten). Achtung: Flüssigkeit ablassen und verwerfen. Kühle Rüben.

c) Schneiden von Wurzeln und Stängeln und Abstreifen von Häuten. In 1/4-Zoll-Scheiben schneiden. Zwiebeln schälen, waschen und in dünne Scheiben schneiden.

d) Kombinieren Sie Essig, Salz, Splenda® und 3 Tassen frisches Wasser in einem großen Dutch Oven. Zimtstangen und Nelken in ein Mulltuch binden und zur Essigmischung geben.

e) Zum Kochen bringen. Rüben und Zwiebeln zugeben. Kochen

f) 5 Minuten. Gewürzbeutel entfernen. Füllen Sie heiße Rüben und Zwiebelscheiben in heiße Pint-Gläser und lassen Sie 1/2-Zoll-Kopfraum. Mit kochender Essiglösung bedecken und 1/2 Zoll Kopfraum lassen.

g) Entfernen Sie Luftblasen und passen Sie den Kopfraum bei Bedarf an. Wischen Sie die Ränder der Gläser mit einem angefeuchteten sauberen Papiertuch ab.

93. Süße Gurke

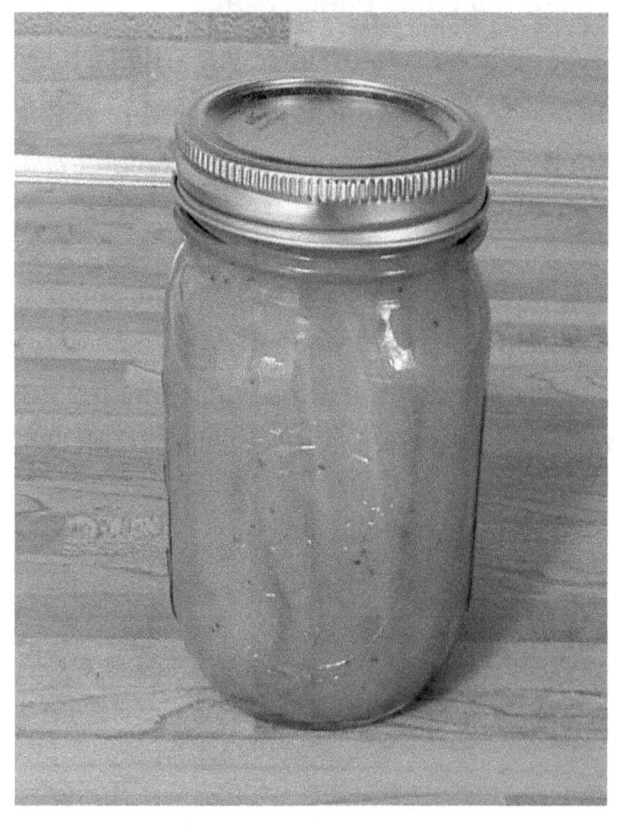

Zutaten:

- 3-1/2 Pfund. von eingelegten Gurken
- kochendes Wasser, um geschnittene Gurken zu bedecken
- 4 Tassen Apfelessig (5%)
- 1 Tasse Wasser
- 3 Tassen Splenda®
- 1 Esslöffel Dosensalz
- 1 Esslöffel Senfkörner
- 1 EL ganzer Piment
- 1 Esslöffel Selleriesamen
- 4 1-Zoll-Zimtstangen

Ausbeute: Ungefähr 4 oder 5 Pint-Gläser

Richtungen:

a) Gurken waschen. Schneiden Sie 1/16-Zoll der Blütenenden ab und entsorgen Sie sie. Gurken in 1/4-Zoll dicke Scheiben schneiden. Die Gurkenscheiben mit kochendem Wasser übergießen und 5 bis 10 Minuten stehen lassen.

b) Das heiße Wasser abgießen und kaltes Wasser über die Gurken gießen. Lassen Sie kaltes Wasser kontinuierlich über die Gurkenscheiben laufen oder wechseln Sie das Wasser häufig, bis die Gurken abgekühlt sind. Scheiben gut abtropfen lassen.

c) Mischen Sie Essig, 1 Tasse Wasser, Splenda® und alle Gewürze in einem 10-Liter-Feuertopf oder Suppentopf. Zum Kochen bringen. Abgetropfte Gurkenscheiben vorsichtig in die kochende Flüssigkeit geben und erneut aufkochen.

d) Je nach Wunsch eine Zimtstange in jedes leere heiße Glas geben. Füllen Sie heiße Gurkenscheiben in heiße Pintgläser und lassen Sie 1/2-Zoll-Kopfraum. Mit kochender Salzlake bedecken und 1/2 Zoll Kopfraum lassen.

e) Entfernen Sie Luftblasen und passen Sie den Kopfraum bei Bedarf an. Wischen Sie die Ränder der Gläser mit einem angefeuchteten sauberen Papiertuch ab.

94. Sgesalzene Dillgurken

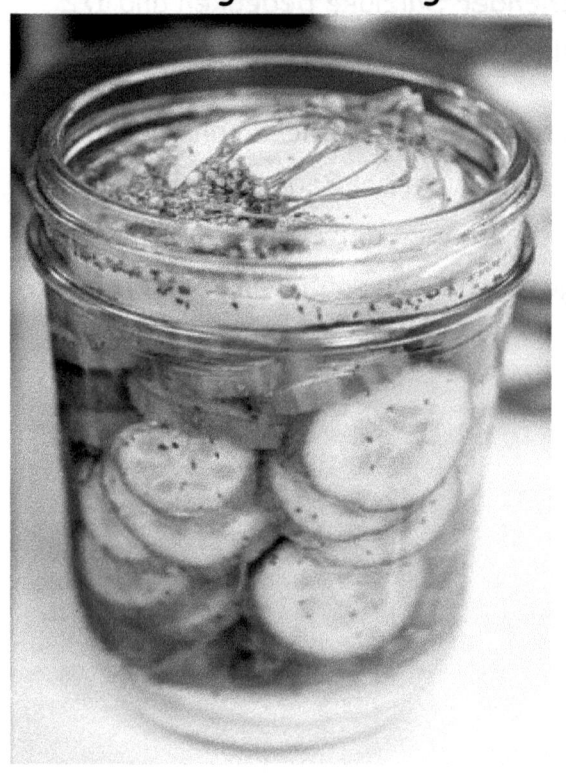

Zutaten:

- 4 Pfund. (3- bis 5-Zoll) eingelegte Gurken
- 6 Tassen Essig (5%)
- 6 Tassen Zucker
- 2 Esslöffel Konserven- oder Pökelsalz
- 1-1/2 Teelöffel Selleriesamen
- 1-1/2 Teelöffel Senfkörner
- 2 große Zwiebeln, in dünne Scheiben geschnitten
- 8 Köpfe frischer Dill

Ausbeute: Ungefähr 8 Pints

Richtungen:

a) Gurken waschen. Schneiden Sie eine 1/16-Zoll-Scheibe vom Blütenende ab und entsorgen Sie sie. Gurken in 1/4-Zoll-Scheiben schneiden. Kombinieren Sie Essig, Zucker, Salz, Sellerie und Senfkörner in einem großen Topf. Mischung zum Kochen bringen.

b) Legen Sie 2 Zwiebelscheiben und 1/2 Dillkopf auf den Boden jedes heißen Pintglases. Füllen Sie heiße Gläser mit Gurkenscheiben und lassen Sie 1/2-Zoll-Kopfraum.

c) 1 Scheibe Zwiebel und 1/2 Dillkopf darüber geben. Gießen Sie die heiße Beizlösung über die Gurken und lassen Sie 1/4-Zoll-Kopfraum.

d) Entfernen Sie Luftblasen und passen Sie den Kopfraum bei Bedarf an. Wischen Sie die Ränder der Gläser mit einem angefeuchteten sauberen Papiertuch ab.

95. Geschnittene süße Gurken

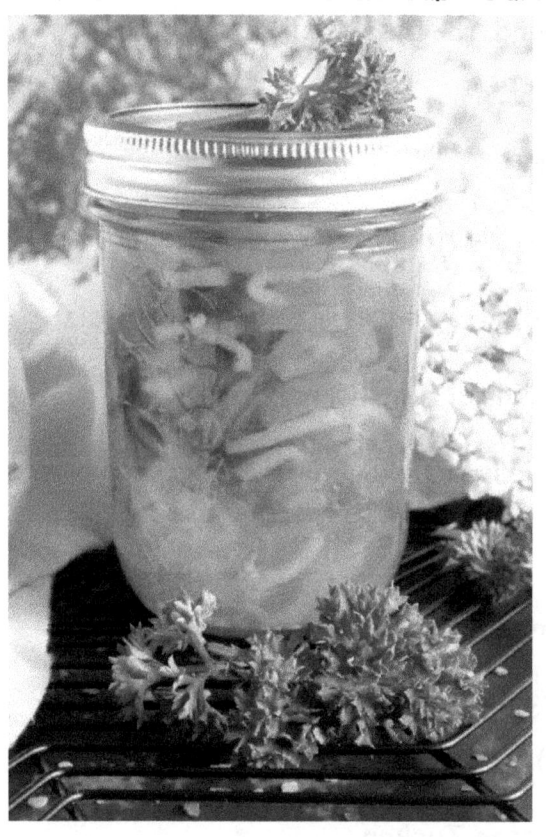

Zutaten:

- 4 Pfund. (3- bis 4-Zoll) eingelegte Gurken

Salzlösung:

- 1 Liter destillierter weißer Essig (5%)
- 1 Esslöffel Konserven- oder Pökelsalz
- 1 Esslöffel Senfkörner
- 1/2 Tasse Zucker

Dosensirup:

- 1-2/3 Tassen destillierter weißer Essig (5%)
- 3 Tassen Zucker
- 1 EL ganzer Piment
- 2-1/4 Teelöffel Selleriesamen

Ausbeute: Etwa 4 bis 5 Pints

Richtungen:

a) Gurken waschen und 1/16 Zoll des Blütenendes abschneiden und entsorgen. Gurken in 1/4-Zoll-Scheiben schneiden. Alle Zutaten für den Einmachsirup in einen Topf geben und zum Kochen bringen. Sirup bis zur Verwendung heiß halten.

b) Mischen Sie in einem großen Wasserkocher die Zutaten für die Pökellösung. Die geschnittenen Gurken dazugeben, abdecken und köcheln lassen, bis die Gurken ihre Farbe von hell nach mattgrün ändern (ca. 5 bis 7 Minuten). Gurkenscheiben abtropfen lassen.

c) Heiße Gläser füllen und mit heißem Dosensirup bedecken, wobei 1/2-Zoll-Kopfraum verbleibt.

d) Entfernen Sie Luftblasen und passen Sie den Kopfraum bei Bedarf an. Wischen Sie die Ränder der Gläser mit einem angefeuchteten sauberen Papiertuch ab.

96. Zitronen-Dill-Kraut

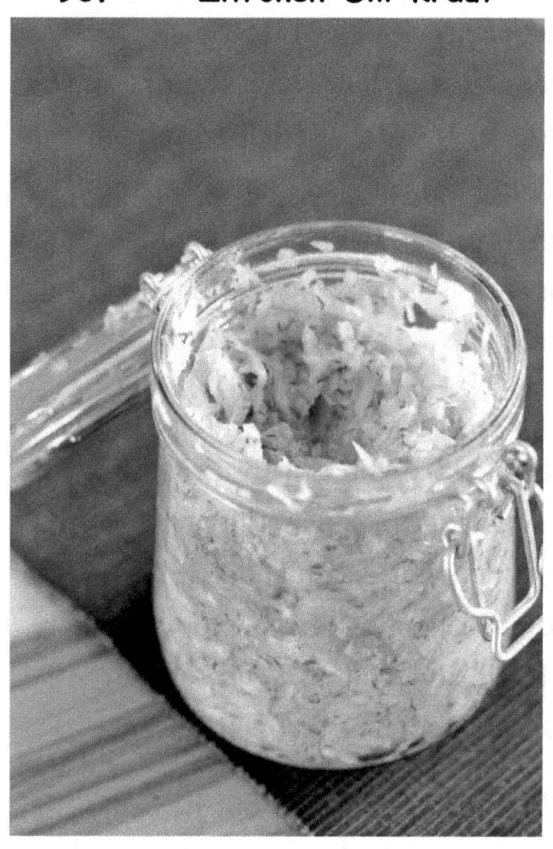

Zutaten:

- 1 Kopf fester Weißkohl, fein geschnitten
- 2 bis 3 Teelöffel Meersalz (1,5 %)
- 2 Esslöffel Zitronensaft
- 1 Esslöffel getrockneter Dill
- 2 -3 Knoblauchzehen, fein gerieben

Richtungen:

a) Waschen Sie Ihren Kohl und reservieren Sie eines der äußeren Blätter, um es oben auf Ihr Kraut zu stecken.
b) Kohl vierteln, Strunk entfernen und fein raspeln. Befolgen Sie die obigen Anweisungen für normales Sauerkraut und fügen Sie den Zitronensaft und den getrockneten Dill mit dem Salz hinzu.
c) Den Kohl auspressen und massieren, bis er glänzt und sich eine kleine Flüssigkeitslache am Boden der Schüssel bildet, dann den Knoblauch untermischen.

97.   Chinesisches Kimchi

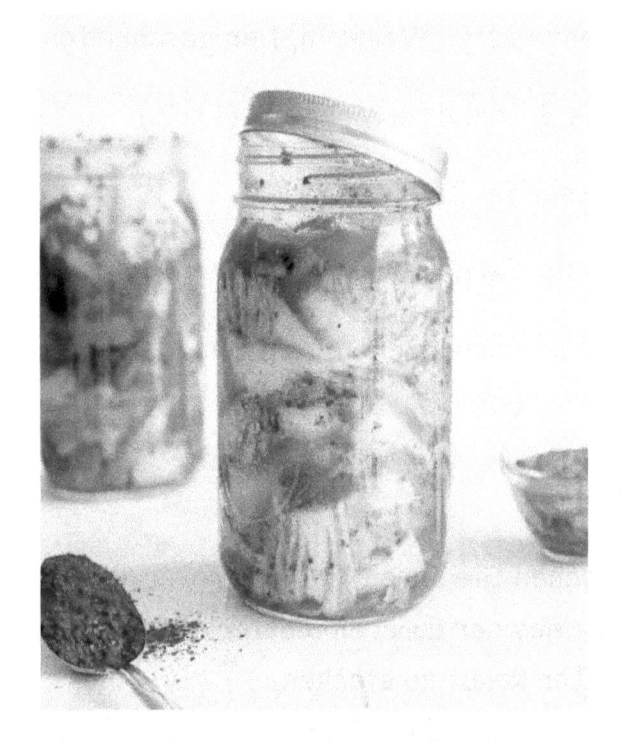

Zutaten:

- 1 Chinakohl oder Chinakohl, gehackt
- 3 Karotten, gerieben
- 1 großer Daikon-Rettich, gerieben oder eine Tasse kleine rote Radieschen, fein geschnitten
- 1 große Zwiebel, gehackt
- 1/4 Tasse Dulse- oder Nori-Algenflocken
- 1 Esslöffel Chiliflocken
- 1 Esslöffel gehackter Knoblauch
- 1 Esslöffel gehackter frischer Ingwer
- 1 Esslöffel Sesam
- 1 Esslöffel Zucker
- 2 Teelöffel hochwertiges Meersalz
- 1 Teelöffel Fischsauce

Richtungen:

a) Einfach alle Zutaten in einer großen Schüssel vermischen und 30 Minuten ruhen lassen.
b) Packen Sie die Mischung in ein großes Einmachglas oder 2 kleinere Gläser. Drücken Sie es fest nach unten.
c) Mit einem mit Wasser gefüllten Ziploc-Beutel auffüllen, um Sauerstoff fernzuhalten und das Gemüse unter der Salzlake zu halten.
d) Deckel locker auflegen und mindestens 3 Tage gären lassen. Probieren Sie es nach 3 Tagen und entscheiden Sie, ob es sauer genug schmeckt. Es ist eine Frage des persönlichen Geschmacks, also probiere es einfach so lange aus, bis es dir gefällt!
e) Sobald Sie mit dem Geschmack zufrieden sind, können Sie das Kimchi im Kühlschrank aufbewahren, wo es sich monatelang glücklich hält, wenn es so lange hält!!

98. Fermentierte Karottensticks

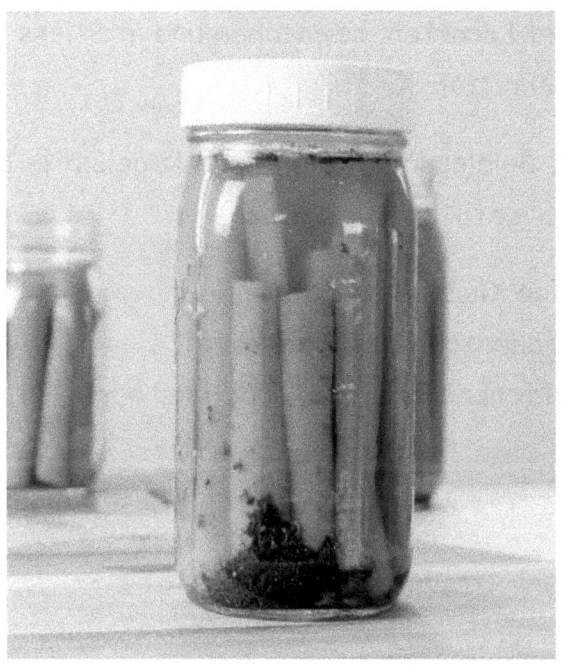

Zutaten:

- 6 Bio-Karotten, gewaschen und in Sticks geschnitten

- 2 % Solelösung (20 g Meersalz gelöst in 1 Liter gefiltertem Wasser)

- Einige Knoblauchzehen, Zitronenscheiben, schwarze Pfefferkörner, Lorbeerblätter oder Dill

Richtungen:

a) Packen Sie die Karotten fest in ein sauberes 1-Liter-Glas, zusammen mit allen anderen Gewürzen von der Zutatenliste. Gießen Sie die Sole bis auf 2,5 cm unter die Oberkante des Glases.

b) Wenn die Karotten über dem Flüssigkeitsspiegel schwimmen, können Sie einen mit Salzlake gefüllten Ziploc-Beutel verwenden, um sie zu beschweren und sicher unter Wasser zu halten.

c) Bei Raumtemperatur ohne direkte Sonneneinstrahlung mindestens eine Woche, besser jedoch zwei Wochen gären lassen. Die Sole beginnt trüb auszusehen, was darauf hinweist, dass die Fermentation normal verläuft. Sie sollten auch einige Blasen sehen, wenn Sie das Glas vorsichtig schütteln.

d) Sobald Sie mit dem Geschmack und der Textur zufrieden sind, stellen Sie sie in den Kühlschrank, wo sie sich einige Monate lang glücklich halten werden!

99.   Karotten mit einem indischen Twist

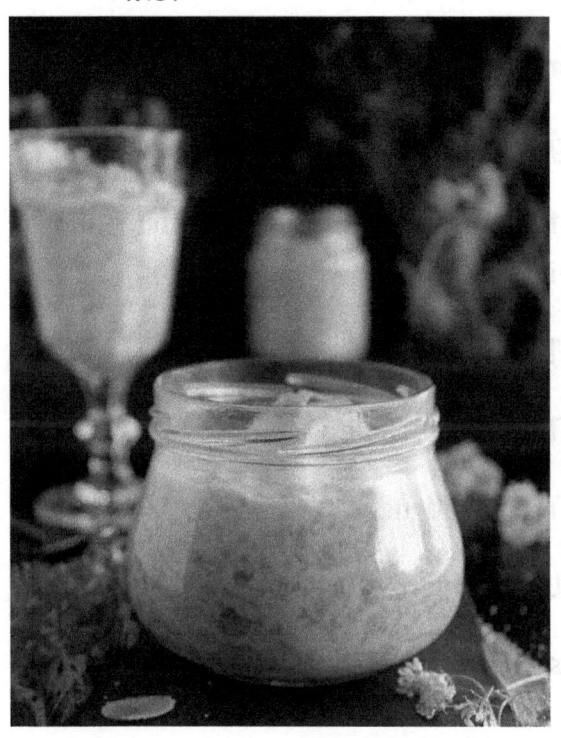

(ergibt ein 1-Liter-Glas)

Zutaten:

- 1 kg Karotten, geschält und geraspelt
- 1 Stück frischer Ingwer, geschält und gerieben
- 2 TL Chiliflocken
- 2 TL Bockshornklee
- 2 TL Senfkörner
- 1 TL gemahlene Kurkuma
- 1 Esslöffel Meersalz

Richtungen:

a) Karotten in eine Schüssel geben und mit Meersalz bestreuen.

b) Drücken und massieren Sie die Mischung, um etwas Sole freizusetzen. Die Karotten sollten zu welken beginnen und nass werden.

c) Fügen Sie die Gewürze hinzu und mischen Sie sie mit einem Holzlöffel, nicht mit den Händen, sonst werden sie von der Kurkuma orange gefärbt!

d) Füllen Sie die Mischung in ein sauberes 1-Liter-Glasgefäß und drücken Sie jede Handvoll fest nach unten, um sicherzustellen, dass keine Luft eingeschlossen wird. Lassen Sie oben im Glas 2,5 cm Luft frei und vergewissern Sie sich, dass die Karotten vollständig in der Salzlake eingetaucht sind.

e) Den Deckel schließen und 5 bis 7 Tage bei Raumtemperatur gären lassen.

f) Das Glas im Kühlschrank aufbewahren und innerhalb von 6 Monaten aufbrauchen.

100. Radieschen-Bomben

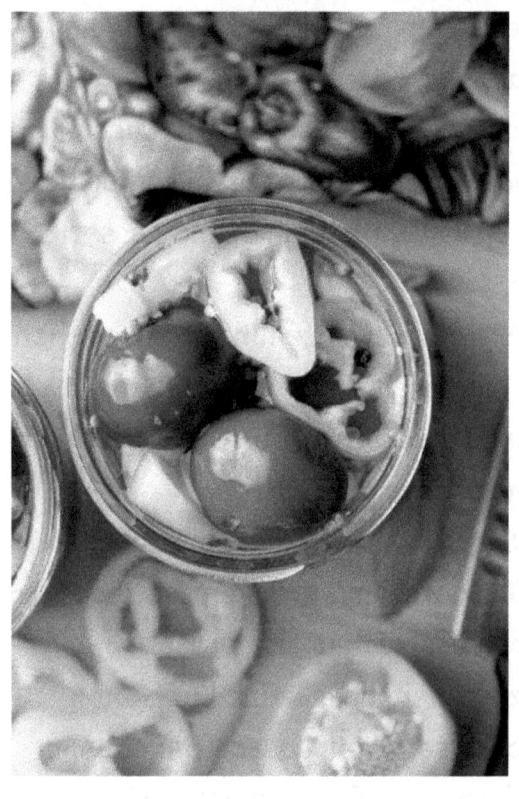

(ergibt ein 1-Liter-Glas)

Zutaten:

- 400 g Radieschen, Spitzen getrimmt
- 1 oder 2 TL Pökelgewürz oder Fenchel
- 15 g/1 Esslöffel Meersalz
- 10 g/2 TL Puderzucker
- 1 Liter gefiltertes Wasser
- 1 rote Zwiebel in Scheiben geschnitten oder 5 Frühlingszwiebeln
- 3 Scheiben frischer Ingwer
- 2 oder 3 große Zitronenscheiben
- 3 oder 4 Knoblauchzehen, zerdrückt
- 1 TL oder mehr getrocknete Chiliflocken, je nachdem wie scharf Sie es mögen

Richtungen:

a) Machen Sie die Sole, indem Sie das Meersalz und den Zucker in einem Krug auflösen. Waschen Sie Ihr Glasgefäß in heißem Seifenwasser und spülen Sie es gut aus, um alle Seifenreste zu entfernen.

b) Die Gewürze auf den Boden des Glases geben, dann das Gemüse hinzufügen und mit den Zitronenscheiben abschließen. Gießen Sie die Sole darüber, bis alles vollständig untergetaucht ist. Mit einem großen Kohlblatt oder einem Ziploc-Beutel mit zusätzlicher Salzlake abdecken, damit alles unter der Salzlake bleibt.

c) Verschließen Sie das Glas locker und lassen Sie es 7 bis 12 Tage lang an einem kühlen Ort ohne direkte Sonneneinstrahlung stehen. Ich neige dazu, meine in die Garage zu stellen, da der schwefelhaltige Pong ziemlich überwältigend sein kann und Sie möglicherweise Beschwerden von Familienmitgliedern erhalten!

d) Probieren Sie sie nach 7 Tagen und wenn sie Ihnen sauer genug sind, stellen Sie sie in den Kühlschrank, wo sie etwa 6 Monate haltbar sind.

e) Wenn nicht sauer genug, lassen Sie sie weitere 4 oder 5 Tage stehen.

f) Bewahren Sie überschüssige Sole auf und verwenden Sie sie in Salatdressings, sie wimmelt nur so von Probiotika!!

FAZIT

Gurken und Sauerkraut sind vielleicht nicht die ersten Beispiele, die einem in den Sinn kommen, wenn man an gesunde Lebensmittel denkt. Aber eine wachsende Zahl von Forschungsergebnissen zeigt, dass eine Ernährung, die eine regelmäßige Einnahme von fermentierten Lebensmitteln beinhaltet, Vorteile bringen kann.

Fermentierte Lebensmittel werden mit einem uralten Verfahren konserviert, das nicht nur die Haltbarkeit und den Nährwert der Lebensmittel erhöht, sondern Ihrem Körper auch eine Dosis gesunder Probiotika geben kann – lebende Mikroorganismen, die für eine gute Verdauung entscheidend sind.